普通高等教育中医药类创新课程"十二五"规划教材

全国高等中医药院校教材

主　编

张大方　金若敏

副主编

孟宪丽　吴清和　李廷利　林　青

药理与中药药理实验

第3版

供中医类·中西医结合类等专业使用

上海科学技术出版社

普通高等教育中医药类创新课程"十二五"规划教材
全国高等中医药院校教材

图书在版编目(CIP)数据

药理与中药药理实验 / 张大方,金若敏主编.—3 版.—上海:
上海科学技术出版社,2013.7(2021.1 重印)
普通高等教育中医药类创新课程"十二五"规划教材　全国高等中医药院校教材
ISBN 978 - 7 - 5478 - 1631 - 8

Ⅰ.①药… Ⅱ.①张…②金… Ⅲ.①药理学-实验-中医学院-教材
②中药学-药理学-实验-中医学院-教材　Ⅳ.①R96 - 33②285 - 33

中国版本图书馆 CIP 数据核字(2013)第 020564 号

药理与中药药理实验(第 3 版)
主编/张大方　金若敏

上海世纪出版(集团)有限公司
上海 科 学 技 术 出 版 社 出版、发行
(上海钦州南路 71 号　邮政编码 200235　www.sstp.cn)
常熟市兴达印刷有限公司印刷
开本 787×1092　1/16　印张 8.75
2002 年 9 月第 1 版　2006 年 9 月第 2 版
2013 年 7 月第 3 版　2021 年 1 月第 20 次印刷
ISBN 978 - 7 - 5478 -1631 - 8/R·523
定价: 18.00 元

普通高等教育中医药类创新课程"十二五"规划教材
全国高等中医药院校教材

《药理与中药药理实验》（第三版）

编委会名单

主　编

张大方（长春中医药大学）　　金若敏（上海中医药大学）

副主编

孟宪丽（成都中医药大学）　　吴清和（广州中医药大学）　　李廷利（黑龙江中医药大学）

林　青（云南中医学院）　　彭代银（安徽中医药大学）

编　委

（以姓氏笔画为序）

马越鸣（上海中医药大学）　　王树荣（山东中医药大学）　　田先翔（湖北中医药大学）

任　远（甘肃中医学院）　　许惠琴（南京中医药大学）　　李丽静（长春中医药大学）

杨静娴（辽宁中医药大学）　　吴符火（福建中医药大学）　　崔广智（天津中医药大学）

曾　南（成都中医药大学）　　曾　嵘（湖南中医药大学）　　谢金鲜（广西中医药大学）

熊天琴（广州中医药大学）　　薛　洁（新疆医科大学）　　戴　敏（安徽中医药大学）

编写人员名单

（以姓氏笔画为序）

马越鸣　王树荣　王秀华　王楚盈　田先翔　任　远　刘　佳　许惠琴

李玉梅　李廷利　李丽静　杨静娴　吴符火　吴清和　张大方　张亚杰

林　青　金若敏　孟宪丽　崔广智　彭代银　韩　冬　曾　南　曾　嵘

谢金鲜　熊天琴　薛　洁　戴　敏

编写说明

本教材由全国17所高等中医药院校28名长期工作在教学与科研第一线的专家、教授共同编写，并在第二版的基础上修订而成。本教材分别于2007年、2012年两次被评为省级优秀教材二等奖，经教育部审定，正式列入普通高等教育"十一五"国家级规划教材。

本教材的编写强调科学性、实用性、创新性。全书分为三篇。上篇主要介绍药理学实验的基本知识与基本技能，并分别介绍了各个系统的基本实验方法。实验中选用的受试物为西药或中药，既可用于基础药理实验，又可用于中药药理实验，这是原版教材的特点，已为各中医药院校教学实践证明是非常行之有效的。中篇为中药药理综合性实验，通过中篇的学习和实验操作，启发学生从多系统、多角度用现代药理学方法来阐明中药的功效，可培养学生的综合思考和分析问题的能力；同时引入了中药新药研发的内容，将理论与应用相结合，这是本书的创新之处。下篇为中药药理设计性实验，这是本书的另一创新之处，是其他同类教材中所没有的，该篇囊括了从介绍实验设计到最后报告书写的整个过程，并以一个单味中药及一个中药复方研究为例证。各学校可根据仪器设备条件，启发学生自主设计，培养学生的创新能力。

本教材在第二版的基础上进行充实与修改，及时反映药理与中药药理实验研究的最新进展，删除陈旧的叙述内容，引进现代的方法与研究手段。在综合性实验中采用多指标、多方法对药物作用进行研究，更好地体现了中药多成分、多靶点，综合调节的作用特点。

本教材编写的实验，各校可根据不同的教学要求和实验条件选用，可供中药、中医、中西医结合专业的专科、本科、研究生药理实验课和中药药理实验课选用，也可供研究生中药药理实验方法学课程选用。学生通过学习能掌握实验的基本技能与基本技术，培养分析问题与解决问题的能力，培养创新能力。

教学的改革是一项长期的任务，尤其是实验教学，更需要在实践中不断地探索。对本书编写中可能存在的缺点与不足，衷心希望广大读者批评与指正，以便不断修正，进一步提高教材的质量。

《药理与中药药理实验》编委会

2013 年 1 月

普通高等教育中医药类创新课程"十二五"规划教材
全国高等中医药院校教材

目 录

上篇 药理基础实验方法

第一章
药理实验基本技术概论

第二章
总 论 实 验

第三章
急性毒性试验

第四章

作用于神经系统药理实验

第五章

作用于心血管系统药理实验

第六章

作用于呼吸系统药理实验

第七章

作用于消化系统药理实验

第八章

作用于泌尿和生殖系统药理实验

第九章

作用于血液系统药理实验

中篇　中药药理综合性实验

下篇　中药药理设计性实验

第十五章

实验设计概述

第十六章

实验报告的书写格式

第十七章

设计性实验例证

附　录

上　篇

药理基础实验方法

第一章

药理实验基本技术概论

　　药理学实验是药理学教学重要组成部分,对推动药理学的发展起着重要的作用。通过药理学实验基本技术的学习,可使学生掌握药理学实验的基本方法及基本操作技能,了解获得药理学知识的科学途径,促进理论与实践相结合,巩固与加强对理论知识的理解,更牢固地掌握药理学的基本概念和基本知识,同时也有助于培养学生的动手能力、严谨的工作态度和科学的思维方法,为将来的临床和科研工作奠定基础。

第一节　常用实验动物简介和分类

一、常用实验动物简介

　　实验动物是药理实验研究必须具备的重要条件之一,在药理实验中,常根据实验目的和要求选用不同的动物。常用的实验动物有蛙、小鼠、大鼠、豚鼠、家兔、猫和犬等。在选择实验动物时,应注意实验对动物的种属和系别方面的要求,因为动物种属和系别的差异往往会造成对药物反应性的不同。应使所选的动物能较好地反映试验药物的选择性作用,并符合节约的原则。

(一) 常用实验动物的特点

　　1. 蛙和蟾蜍　蛙和蟾蜍心脏在离体情况下能较持久而有节律地搏动,故常用来研究药物对心脏的作用。其坐骨神经腓肠肌标本可用来观察药物对周围神经横纹肌或神经肌接头的作用。

　　2. 小鼠　小鼠是药理实验最常用的一种动物,其种属清楚,繁殖快,较经济,适用于需要大量动物的实验,如 LD_{50}、ED_{50} 的测定、抗炎及调节免疫药、抗肿瘤药、避孕药、中枢神经系统药物以及延缓衰老药等的研究和药物初筛。常用体重为 $18\sim22$ g。

　　3. 大鼠　大鼠的解剖结构更接近人类,可以复制多种人类疾病模型,对使人类致病的微生物非常敏感,对许多药物的反应常与人类一致,而且其体积较小鼠大,更易操作。有些在小鼠身上不便进行的实验可选用大鼠。在医学实验中应用极广,如药物的抗炎实验常选用大鼠的踝关节做炎症模型;可用大鼠进行血压测定、胆管插管和长期毒性实验,还可用其离体子宫做子宫收缩药的检定。此外,尚可用来复制糖尿病模型进行糖尿病药物的研究以及用于流感病毒传代及细菌学实验等。常用品种有 Wistar 大鼠、Sprague-Dawley 大鼠。常用体重为 $150\sim300$ g。

　　4. 豚鼠　豚鼠易被抗原性物质所致敏,对组胺特别敏感,常用于平喘药和抗组胺药的实验研究。对结核杆菌比较敏感,故也用于抗结核药的实验研究。此外还用于离体心脏、平滑肌实验。常用体重为 $300\sim500$ g。

　　5. 家兔　家兔较易驯服,易饲养,可复制多种疾病模型,常用于体温实验及热源检查、观察药物对皮肤局部作用(刺激性)。常用于实验品种有新西兰白兔、大耳白兔。常用体重为 $1.5\sim2.5$ kg。

3

6. 猫　猫对去脑实验和对其他外科手术耐受力强,反射功能强,血压较稳定,常用于观察药物对心血管的影响。可用于中枢神经系统实验,如去大脑僵直、姿势反射实验。猫也常用于镇吐药的实验。常用体重为 1～2 kg。

7. 犬　犬的嗅觉、视觉、听觉均很灵敏,而且神经系统、血液系统、消化系统、循环系统都很发达,与人类相似,是目前应用最多的大动物。常用于上述各系统的实验研究,如:冠状动脉血液循环、体外循环、高血压等。犬是记录血压、呼吸最常用的动物。常用于观察药物对冠状动脉血流量、血流动力学和心肌电生理的影响,以及降压药、抗休克药的研究等。犬还可通过训练,用于慢性实验研究,如条件反射、高血压的实验治疗以及做胃瘘、肠瘘来观察药物对胃肠蠕动和分泌影响的实验。此外,犬也用于长期毒性实验。常用品种有杂种犬、比格犬等。常用体重为 5～15 kg。

(二) 实验动物的选择

实验动物的选择直接关系到实验的成败。由于实验动物特点不同、用途各异,因此必须根据实验内容选择合适的实验动物,方能达到实验目的。

1. **实验动物的选择原则**

(1) 选择与人体结构、功能、代谢及疾病特征相似的动物:从进化角度看,实验动物进化等级越高,则其结构、功能、代谢越复杂,反应就越接近人类。如:猕猴非常适合人类的许多疾病研究,其生殖系统与人非常接近,雌性猕猴月经周期也为 28 日,故为研究避孕药的理想动物,也是制造和鉴定脊髓灰质炎疫苗的唯一实验动物。故在选择实验动物时要充分考虑动物与人的种属差异。

(2) 选择解剖、生理特点符合实验要求的动物:所有的实验动物都有各自的解剖生理特点,如果能适当利用,便可以得心应手,事半功倍。如:家兔的胸腔结构与其他动物不同,胸腔中央有一层很薄的纵隔将胸腔分为左右两部分,互不相通,两肺被肋胸膜隔开,心脏又有心包胸膜隔开,当开胸和打开心包膜、暴露心脏进行实验操作时,只要不弄破纵隔,动物不需要做人工呼吸,故适于做开胸和心脏实验;一般动物均有胆囊,而大鼠却没有,故不能用大鼠来做胆囊功能研究。

(3) 选择对实验指标具有明显反应的动物:不同种属的动物对于同一种致病刺激和病因的反应存在明显差异,如:家兔对体温变化十分敏感,适用于发热药、解热药和致热原的研究,而大鼠和小鼠体温调节不稳定,不宜用于发热实验;豚鼠易致敏,适宜做过敏性实验研究;犬、大鼠常用于高血压研究;而肿瘤研究则采用大鼠及小鼠等。

(4) 在保证实验质量的前提下,选择最易获得、最经济、最易饲养的动物。

2. **选择实验动物的注意事项**　实验动物对外界刺激的反应存在着个体差异,为了使实验更科学、更严谨,把实验误差减至最小,应注意如下事项。

(1) 年龄、体重:动物的年龄可以按体重来估计。大体上,成年动物:小鼠为 20～30 g,大鼠为 180～280 g,豚鼠为 450～700 g,兔为 2.0～3.0 kg,猫为 1.5～2.5 kg,犬为 9～15 kg。应该根据实验目的选择适龄动物,一般来说,年幼动物比成年动物敏感,急性实验多选用成年动物,慢性实验以年轻一些的动物为宜。在选择实验动物年龄时,应注意实验动物与人之间的年龄关系,以便进行分析和比较。如犬年龄与人年龄对应关系为:1 年龄犬—15 岁人,10 年龄犬—56 岁人,15 年龄犬—76 岁人。为了减少实验误差,同一实验的动物应年龄一致,体重相近,相差小于 10%。

(2) 性别:实验证明,不同性别的动物对同一致病刺激的反应不同。例如:大鼠皮下注射 30% 乙醇 0.1～0.2 ml 后,雄鼠死亡率为 84%,雌鼠死亡率仅为 30%;而过量注射等量的戊巴比妥钠时,雌鼠的死亡率为雄鼠的 2.5～3.8 倍。因此,实验若对动物性别无特殊要求,则各组选用雌雄各半为宜。

（3）健康状况：除非特殊需要，一般选健康动物。实验证明，动物处于衰弱、饥饿、寒冷、疾病等情况下，实验结果很不稳定，故健康状况不佳者，不能用做实验。妊娠期、哺乳期等特殊生理状态，机体的反应性有很大变化，对实验结果影响甚大，不宜选用。

二、实验动物分类

根据国家标准（GB 14922.1—2001 和 GB 14922.2—2001），我国的实验动物按照体内外微生物和寄生虫学控制标准，可将实验动物分为以下 4 级：

Ⅰ级：普通级动物（conventional animals，CV），系指微生物不受特殊控制的一般动物，不带有人兽共患病原体及体外寄生虫的实验动物。

Ⅱ级：清洁级动物（clean animals，CL），除Ⅰ级标准外，要求不携带对动物危害大和对科学研究干扰大的病原体的实验动物。

Ⅲ级：无特定病原体动物（specific pathogen free，SPF），除Ⅱ级标准外，还需排除一些规定的病原体。动物在隔离器内或层流室内饲养，只有一些不致病的细菌丛，还须不带有干扰实验的微生物。

Ⅳ级：无菌动物（germfree，GF）和悉生动物（GN），无菌动物要求不带有任何用现有的方法可以检出的微生物。悉生动物要求在无菌动物体上植入一种或数种已知的微生物。

第二节　实验动物的捉持、固定和标记方法

1. **实验动物的标记**　实验用较大动物如兔、猫、犬等可用特制的号码牌固定于耳上。白色家兔和小鼠、大鼠可用黄色苦味酸（3%～5%）涂于毛上标号。其编号方法无统一规定，以下方法可供参考。

如给小鼠标记 1～10 号，可将小鼠背部分前肢、腰部、后肢，按左、中、右分为 9 个区，从右到左标记 1～9 号，第 10 号不标记（图 1-1a）。也可按图 1-1b 给小鼠标记 1—10 号：

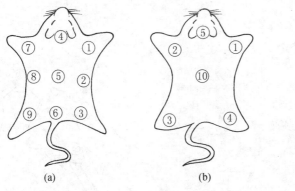

1号——右前肢
2号——左前肢
3号——左后肢
4号——右后肢
5号——头部
6号——头部及右前肢
7号——头部及左前肢
8号——头部及左后肢
9号——头部及右后肢
10号——腰部（背中间）

图 1-1　小鼠、大鼠皮毛标记编号法

2. **实验动物的捉持固定方法**

（1）蛙和蟾蜍：左手握持，用左示指和中指夹住左前肢，由左拇指压住右前肢，将下肢拉直，用环指及小指夹住固定。需长时间固定，可在捣毁其脑脊髓后，用大头针钉住四肢和舌，固定于木制

蛙板上。

（2）小鼠：捉持方法有两种。一种是用右手提起鼠尾，放在粗糙物（鼠笼盖）上面，向后轻拉其尾，左手拇指、示指捏住其颈背部皮肤，将小鼠固定在掌中，使其腹部朝上，然后以环指和小指夹住鼠尾。另一种抓法是只用左手，先用示指和拇指抓住尾部，用手掌尺侧及小指夹住尾根，再用拇指及示指捏住其颈部皮肤。后一方法稍难，但便于快速捉拿给药。

（3）大鼠：捉持和固定方法基本同小鼠。将其放于鼠笼盖上，右手轻拉其尾，左手中指和拇指放到大鼠双前肢腋下，示指放入颈部，使其伸开前肢迅速将其握住。

（4）豚鼠：一手拇指和中指从豚鼠背部伸到腋下，另一只手托住其臀部即可。体重小者可用一只手捉拿。

（5）家兔：一手抓住颈背部皮肤，轻轻将兔提起，另一手托住其臀部，或将其置于固定箱内。

（6）猫：捉持方法同家兔，但应注意其利爪和牙齿会损伤人。为保安全多用套网捉拿，用固定袋固定。

（7）犬：对驯服犬，可用特制嘴套将犬嘴套住，并将嘴套上的绳带拉至耳后颈部打结固定。对凶暴的犬，用长柄钳式捕犬夹钳住其颈部，再用嘴套将犬嘴套住。如无嘴套，可用绳带绑嘴，方法是在犬嘴的上下部打结并绕到颈后再打结固定。

急性实验时，通常将犬麻醉后仰位固定于手术台上。四肢栓上绳带，拉紧固定在手术台边缘的楔子上。取下嘴套或绳带，将一金属棒经两嘴角穿过口腔压于舌上，并将舌拉出口腔，再用绳带绕过金属棒绑嘴并固定于手术台的柱上。

第三节　实验动物的给药方法

1. **蛙和蟾蜍**　淋巴囊注射：蛙和蟾蜍皮下有数个淋巴囊，注入药物很易吸收。可将药物注入胸、腹或股淋巴囊。一般多选腹部淋巴囊注射给药。方法是将注射针头从大腿上端刺入，经大腿肌层入腹壁肌层，然后浅出进入腹部皮下即可注入药液。如做胸部淋巴囊注射，可将针头刺入口腔，穿过下颌肌层而入胸部皮下淋巴囊。（图1-2、图1-3）每只一次注入量为0.25～0.5 mL。

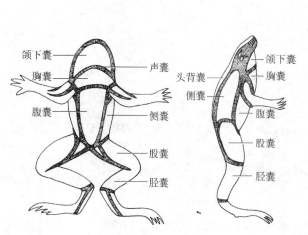

图1-2　蛙的皮下淋巴囊

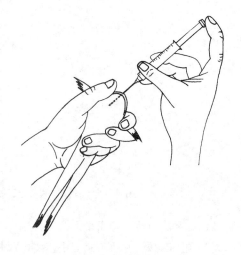

图1-3　蛙的捉持与胸淋巴囊的注射法

2. 小鼠

(1) 灌胃(ig)：左手抓住小鼠，使其腹部朝上使颈部拉直，右手持有灌胃针头的注射器，自口角插入口腔，沿上腭插入食管(图1-4)。若遇阻力，可将针头抽出再另插，以免刺破食管或误入气管。灌注量为 0.1～0.3 mL/10 g 体重，最多 0.4 mL/10 g 体重。

(2) 皮下注射(sc)：注射部位常选背部皮下。左手拇指及示指轻轻捏起背部皮肤，同时左手环指及小指将其左后肢及背部压在掌下，右手将注射针头刺入皮下，稍稍摆动针头，若容易摆动、轻抽无回血则表明针尖部位于皮下，此时注入药液。拔针时应轻捏针刺处片刻，以防药液漏出。注射量为 0.1～0.3 mL/10 g 体重。

(3) 皮内注射(id)：可选择颈背部或腹部皮内注射。方法是用左手拇指和示指按住皮肤，使之绷紧，右手持注射器，将针头刺入两指间绷紧的皮内，使针头向上挑起后稍刺入(针头不能左右摆动，表明在皮内)，轻抽无回血即可注入药液。如注射成功，可见注射药处出现一个白色小皮丘。注射量为每个部位每次 0.05～0.1 mL/只。常用于测试皮肤过敏反应、微血管壁通透性等。可双人操作。

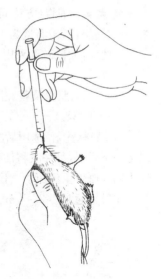

图 1-4　小鼠、大鼠的
捉持与灌胃法

(4) 肌内注射(im)：多注射于后肢股部肌肉，要尽量避开血管及坐骨神经。注射时拉直动物一侧下肢，另一只手注射，轻抽无回血即可注药。选用 5 号针头，注射量每侧不超过 0.1 mL。可双人操作。

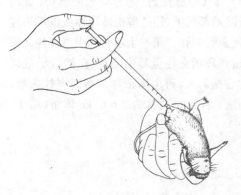

图 1-5　小鼠的腹腔注射法

(5) 腹腔注射(ip)：左手固定小鼠并使小鼠头部向下，右手持注射器，从左下腹部外侧进针 1.5～2 cm，呈 45°角刺入腹腔(图1-5)。当感到落空感时表明针已经进入腹腔，回抽无血、尿液或肠液即可注射，注射量为 0.1～0.3 mL/10 g 体重。

(6) 尾静脉注射(iv)：鼠尾两侧有 2 条静脉。将小鼠置于固定筒内，使尾部露在外面，用 70%～75% 乙醇棉球擦尾部，或将鼠尾浸入 45～50 ℃温水中，待尾部左右侧静脉扩张后，用拇指及示指拉住尾尖，将针头以 3°～5°角刺入尾静脉(图1-6)。注射应从尾尖部开始，如失败，可逐渐向鼠尾根部上移再次进行注射。注射量为 0.05～0.2 mL/10 g 体重。

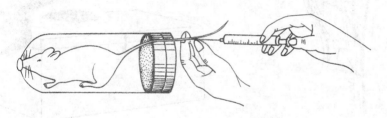

图 1-6　小鼠的尾静脉注射法

3. 大鼠　灌胃(方法同小鼠，一次灌胃量为 1～2 mL/100 g 体重，常用量为 1～4 mL)、皮下注射(方法同小鼠，给药量为 1 mL/100 g 体重)、皮内注射、腹腔注射、肌内注射、尾静脉注射方法均同小鼠。此外，大鼠尚可采用舌下静脉给药的方法。

4. 豚鼠

(1) 皮下、肌内及腹腔注射：方法基本同小鼠，给药量分别为 0.5～1.0 mL/只、0.3～0.5 mL/只、2～4 mL/只。

(2) 静脉注射：选用后脚掌外侧的静脉或外颈静脉进行注射。采用前法，可由一人捉持豚鼠并固定一条后腿，另一人将注射部位去毛，乙醇棉球涂擦使血管扩张，用连接在注射器上的小儿头皮针头刺入血管推注药物。作外颈静脉注射时，需将颈部皮肤切一小口，暴露血管，再用针头刺入血管。注射量通常为 2～4 mL/只。

5. 家兔

(1) 灌胃：如用兔固定箱，可一人操作。右手将开口器固定于兔口中，左手插入 8 号导尿管。若无固定箱，需二人合作。一个坐位，将兔夹于两腿之间，左手紧握双耳，固定头部，右手抓住双前肢。另一人将开口器横放于兔口中，压在舌上，用 8 号导尿管由开口器中央孔慢慢插入食管和胃。为避免误入气管，可将导尿管外口端浸入清水中，如无气泡出现，证明已插入胃中。然后注入药液，给药量通常为 10 mL/kg 体重(图 1-7)。

(2) 耳缘静脉注射：选定耳缘静脉(耳背内侧)，拔除局部的毛，用乙醇棉球涂擦或以示指轻弹之，使血管扩张。用左手示指和中指夹住耳根部，拇指和环指夹住兔耳尖部拉直，然后尽量从血管远心端刺入，再用拇指和示指固定针头处，注入药液。注射量通常为 2 mL/kg 体重(图 1-8、1-9)。

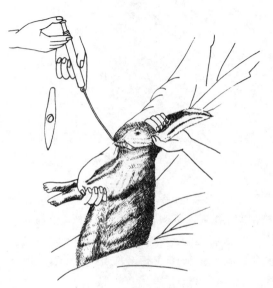

图 1-7　家兔的灌胃法

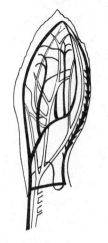

图 1-8　家兔的耳壳血管分布

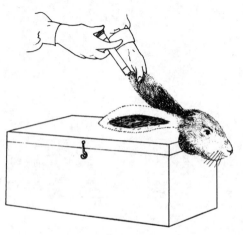

图 1-9　家兔的静脉注射法

（3）皮下、肌内和腹腔注射：方法基本同小鼠，每次最大注射量分别为 0.5 mL/kg 体重、1.0 mL/kg 体重和 5.0 mL/kg 体重。

6. 猫

（1）灌胃：方法基本同家兔。

（2）皮下注射：皮下注射多选大腿外侧或臀部，拉起皮肤，把注射针头刺入皮肤和肌内之间，注入药液。

（3）肌内注射：常选臂部和股部肌内注射。

（4）腹腔注射方法：基本同小鼠。

（5）静脉注射：常选前肢皮下头静脉。将猫装入固定袋或固定笼，取出一前肢，用橡皮筋扎紧肘关节上部，使其前肢皮下头静脉充血，剪毛后，75%乙醇消毒，注射针头向近心端刺入静脉，证实针确在血管内之后，松开橡皮筋，注入药液。

亦可从后肢股静脉、颈静脉、舌下静脉注射。

7. 犬

（1）灌胃：将犬头部固定，取导尿管（内径 0.3 cm，长 30 cm）用水润湿后从口腔慢慢插入食管约 20 cm。其余方法同家兔。

（2）皮下注射和肌内注射：方法同猫。注射量分别为 3～10 mL/只，2～5 mL/只。

（3）腹腔注射：一人将犬夹住，用力将其头、颈部压在地上，另一人提起一侧后肢将药液注入腹腔。给药量常为 5～15 mL/只。

（4）静脉注射：多选后肢外侧小腿静脉或前肢皮下静脉注射。方法同猫的静脉注射法，注射量通常为 5～15 mL/只（图 1-10、1-11）。也可选用颈外静脉注射或麻醉后舌下静脉注射。

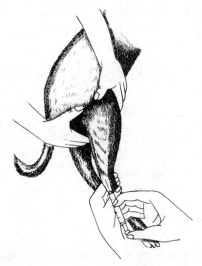

图 1-10　犬后肢外侧小隐静脉注射法　　图 1-11　犬嘴捆绑法及犬前肢内侧皮下静脉注射法

不同种类的实验动物一次给药能耐受的最大剂量不同，灌胃太多时易导致胃扩张，静脉给药剂量过多时易导致心力衰竭和肺水肿。现将不同种类实验动物一次给药最大耐受量列出，以供参考（见表 1-1）。

表 1-1　不同种类实验动物一次给药能耐受的最大剂量(mL)

动物名称	灌胃	皮下注射	肌内注射	腹腔注射	静脉注射
小鼠	0.9	1.5	0.2	1	0.8
大鼠	5.0	5.0	0.5	2	4.0
兔	200	10	2.0	5	10
猫	150	10	2.0	5	10
猴	300	50	3.0	10	20
犬	500	100	4.0	—	100

第四节　实验动物给药剂量的计算

动物实验所用的药物剂量,一般按 mg/kg 体重或 g/kg 体重计算,应用时须通过已知药液的浓度换算出相当于每 1 kg 体重所需注射的药液量(mL),以便给药。

$$给药剂量(g/kg)=药物浓度(g/mL)\times 给药容量(mL/kg)$$

药理实验中,当需要为动物给药时,应了解给多大剂量才合适及药物应配成何种浓度,每次应给多少毫升。举例说明:

1. 动物所用药物的剂量

例:小鼠体重 18 g,腹腔注射盐酸吗啡 10 mg/kg 体重,药物浓度为 0.1%,应注射多少毫升?

解:根据百分浓度$(C)=$溶质$(D)/$溶剂(V)得 $V=D/C=10$ mg/kg$\div 0.1\%$

$$=10 \text{ mg/kg} \times 100 \text{ mL} \div 0.1 \text{ g}$$
$$=10 \text{ mg/kg} \times 1 \text{ mL/mg} = 10 \text{ mL/kg}$$

18 g 小鼠应注射:10 mL/kg$\times 0.018$ kg$=0.18$ mL

2. 应配制的药物浓度

例:给兔静脉注苯巴比妥钠 80 mg/kg 体重,注射量为 1 mL/kg 体重,应配制苯巴比妥钠的浓度是多少?

解:$C=D/V=80$(mg/kg 体重)/1(mL/kg 体重)$=8\,000$ mg/100 mL$=8\%$

计算时要注意每种动物的不同给药途径的最大给药容量(参见前面章节),给药容量超过动物此种给药途径的最大给药容量时,应该调整药物溶液的浓度,如:小鼠灌胃,最大容量为 0.4 mL/10 g 体重,如果是 20 g 小鼠,应调整药物浓度,使需给药物溶解或混悬在 0.8 mL 溶剂中。

第五节　实验动物的采血方法

在药理学实验研究中,常需要采集实验动物的血液,以作血常规、生化或化学分析等,因此必须掌握正确的采血技术,一次采血过多或连续多次采血都可能影响动物健康,造成贫血或导致死亡,须予注意。

1. 小鼠、大鼠的采血法

(1) 剪尾采血:需血量很少时常用本法。动物麻醉后,将尾尖剪去约 5 mm,从尾根部向尾尖部按摩,血自尾尖流出,若事先将鼠尾浸在 45 ℃水中数分钟,使尾部血管充盈,可采到较多的血。取血后用棉球压迫止血。此法可反复多次取血,小鼠每次可取 0.1 mL,大鼠可取 0.3~0.5 mL。如不麻醉,应将动物装入固定筒内,按上法操作取血。

(2) 眼眶后静脉丛采血:取长 7~10 cm 的玻璃毛细管(内径约 1 mm),另端渐扩大呈嗽叭形,将其尖端折断,使其断端锋利。预先将玻璃管浸入 1‰肝素溶液,取出干燥。采血时,左手(拇指及示指)抓住鼠两耳之间的皮肤,使鼠头部固定,并轻轻压迫颈部两侧,阻碍头部静脉血液回流,使眼球充分外突。右手持毛细管或配有磨钝的 7 号针头的 1 mL 注射器,沿内眦眼眶后壁向喉头方向刺入,刺入深度:小鼠 2~3 mm、大鼠 4~5 mm。稍旋转毛细管,血液即流入其中。取血完毕拔出毛细管,左手放松出血即停止。

(3) 眶动脉和眶静脉采血(也称摘眼球采血):左手固定动物,压迫眼球使其尽量突出,右手用镊子或止血钳迅速摘除眼球,眼眶内很快流出血液。此法采血量较多,一般只适用于一次性采血。

(4) 股静脉或股动脉采血:麻醉动物背位固定,切开左或右腹股沟的皮肤,作股静脉或股动脉分离手术。注射针头(7 号或 8 号)刺入血管抽血。若需要连续多次取血,则针刺采血部位应尽量靠远心端。另外,也可在颈静脉或颈动脉处穿刺取血。

(5) 断头取血:剪掉鼠头,立即将鼠颈朝下,提起动物,将血滴入备好的容器中。

2. 豚鼠的采血法

(1) 心脏采血:豚鼠背位固定,左手触摸心脏搏动最明显处,一般在胸骨左缘第四至第六肋间隙。将注射针头(7 号针头,5 mL 注射器)刺入心脏,血液即流入针管。取血宜迅速,防止凝血。

(2) 背中足静脉采血:助手固定动物,将其右或左后肢膝关节伸直提到术者面前。术者将动物脚背面用乙醇消毒,找出背中足静脉后,以左手拇指和示指拉住豚鼠的趾端,右手持注射针刺入静脉取血。采血后立即压迫止血。

(3) 耳缘切割采血:以二甲苯棉球涂擦耳缘,使血管充血。用刀片割破耳缘静脉,让血液自然流出。此法可采血 0.3 mL 左右。

3. 家兔的采血法

(1) 耳缘静脉采血:将家兔固定,剪去拟采血耳郭上的毛,用电灯照射或用二甲苯棉球涂擦耳郭,使血管扩张,再用乙醇将二甲苯拭净。然后以粗针头刺入静脉取血,或直接刺破血管取血,也可用刀片在血管上切一小口,让血液自然流出,滴入备好的盛器中。采血完毕,用干棉球压迫止血,如血不易止住,可用木夹夹耳郭 10~20 分钟。

(2) 心脏采血:将家兔背位固定,在左胸第二至第四肋间处表皮剪毛,以碘酒和乙醇消毒,然后用 7 号针头(带有 10 mL 注射器)在心跳最明显处作穿刺,针头刺入心脏后即有血液涌入注射器或者边穿刺边抽,直至血液流入注射器。取得所需血量后,立即将针头拔出。

(3) 股动脉采血:将家兔背位固定,一手拉直动物后肢,一手持注射器在血管搏动明显处,将带有注射器的针头刺入股动脉,若操作正确,鲜红色血液即流入注射器。抽血完毕,迅速拔出针头,用干棉球压迫止血 2~3 分钟。

(4) 耳中央动脉取血:将兔置于兔固定筒内,用二甲苯涂兔耳中央较粗、颜色较鲜红的中央动脉,使其扩张。一手固定兔耳,一手持注射器,于中央动脉的末端向心方向刺入,血液即进入针管。取血完毕后压迫止血。

(5) 颈静脉取血:将兔麻醉后固定,倒置使头朝下,在颈部上 1/3 的静脉部位剪去被毛,用碘酒、乙醇消毒,剪开一个小口,暴露颈静脉,注射器往向心端刺入血管,即可取血。此处血管较粗,很容易取血,取血量也较多,一次可取 10 mL 以上,用干纱布或棉球压迫取血部位止血。

4. 犬的采血法

(1) 后肢外侧小隐静脉采血:该血管位于后肢胫部下三分之一处的外侧,由外踝前侧走向外上侧。剪毛并用碘酒和乙醇消毒后,助手压迫剪毛区上端使静脉回血困难,采血者持带有 7 号针头(或 8 号针头)的注射器刺入静脉。若刺入血管,即有血液流入注射器。抽血完毕后,以干棉球压迫止血。

(2) 前肢背侧皮下头静脉采血:该血管位于前脚爪上方背侧的正前方。采血方法基本上同于后肢外侧小隐静脉采血法。

(3) 股动脉采血:本法为采取动脉血最常用的方法。清醒犬卧位固定于犬解剖台上,后肢向外伸直,暴露腹股沟三角动脉搏动的部位,剪毛、消毒,左手中指、示指探摸股动脉跳动部位,并固定好血管,右手持连有 6 号针头的注射器,针头由动脉跳动处刺入血管,若刺入动脉,可见鲜红血液流入注射器。采血完毕,用干药棉压迫止血 2～3 分钟。

(4) 颈静脉采血:需连续或大量采血时,可采用此法。将犬麻醉,颈部一侧剪毛、消毒、作颈静脉分离手术,用连有 7 号(或 8 号)针头的注射器抽血即可。也可插入导管,进行多次采血。

5. 猫的采血法　基本同犬的采血法。

第六节　实验动物的处死方法

实验结束后,常需将动物处死,常用的处死方法有:

1. 颈椎脱臼法　此法常用于小鼠和大鼠等。用手指或镊子压住动物的后头部,另一手捏住鼠尾用力向后上牵拉,使之颈椎脱臼,立即死亡。

2. 空气栓塞法　此法常用于家兔的处死。也可用于猫和犬。用注射器将空气快速注入静脉,可使动物立即死亡。兔和猫可注入空气 10～20 mL,犬须注入 70～150 mL。

3. 打击法　此法适用于较小的动物。抓住动物的尾部,提起,用力敲击动物头部,或用木锤打击动物头部,致使动物死亡,如家兔、大鼠和小鼠等。

4. 大量放血法处死　小鼠、大鼠、豚鼠等可采用摘眼球大量放血致死。家兔、犬等大动物要先麻醉后放血,要使放血的切口保持通畅,可颈部或切开股动、静脉。一般在股三角区横切约 10 cm 长的切口,切开股动、静脉。

5. 药物吸入法　吸入苯、乙醚、氯、二氧化碳、一氧化碳均可使动物死亡。

6. 断头法　蛙、蟾蜍、小鼠、大鼠也可采用断头处死。

第二章

总 论 实 验

药理学总论实验主要包括药效学、药动学及影响药物作用因素等方面的内容。

药效学方面的实验可以通过同一药物,不同给药途径来观察药物的局部作用与吸收作用;可通过离体或整体动物实验,给予不同剂量的药物后,其作用强度的变化可体现药物的量效关系;也可通过给予各种受体的激动剂或拮抗剂所引起的效应变化来了解药物对受体的作用等。

药动学方面的实验内容,本章主要介绍:①药物半衰期的测定,是以给药后在不同的时间点取血测定其血药浓度,经一定的数学模型计算血浆半衰期。②生物效应半衰期的测定,是以测定给药后不同时间生物效应变化来计算。

影响药物作用因素的实验方法,本章主要介绍:①量效关系。②给药途径。③药物相互作用。④肝肾功能状态等。

第一节 药物的局部作用与吸收作用

【目的】 了解药物的局部作用与吸收作用的概念。

【原理】 普鲁卡因可在用药部位阻断神经的传导功能,产生局部麻醉作用,而吸收入血则可引起毒性反应,表现为惊厥。利用普鲁卡因的这一特点,采用不同的给药方式则可观察到药物的局部作用与吸收作用。

【材料】 动物:家兔,体重 2.0～2.5 kg。

药品:5%盐酸普鲁卡因、0.1%地西泮。

主要器材:体重秤、注射器。

【方法】

(1) 动物准备:取家兔 1 只,称重。观察兔正常活动情况,如四肢站立情况和行走步态,并用针刺其后肢,测定其有无痛觉反射。

(2) 观察局部作用:于一侧坐骨神经周围(使兔作自然俯卧式,在尾部坐骨嵴与股骨头之间摸到一凹陷处)注入 5%盐酸普鲁卡因 1 mL/kg 体重(50 mg/kg 体重),随即观察注药侧后肢有无感觉和运动障碍。

(3) 观察吸收作用:待局部作用明显后(3～5 分钟)肌内注射 5%盐酸普鲁卡因 1 mL/kg 体重(50 mg/kg 体重),待出现明显中毒症状(惊厥),立即由耳缘静脉注射 0.1%地西泮注射液 0.2 mL/kg 体重(0.2 mg/kg 体重)进行解救。

【结果】 将所观察到的现象填入表 2-1 中。

表 2-1 普鲁卡因的局部作用与吸收作用

时 间	表 现	时 间	表 现
给药前		肌内注射普鲁卡因后	
坐骨神经周围注射普鲁卡因后		静脉注射地西泮后	

【注意事项】 ①观察局部作用时注意注射部位正确；②惊厥一出现，应立即静脉注射地西泮。

【思考题】 何谓药物的局部作用与吸收作用？它们各有何特点？举例说明。

第二节 药物半衰期的测定

药物体内过程的规律可通过研究药物在体内尤其在血液内浓度随时间的变化过程，用动力学参数加以描述。在药动学参数中，反映药物消除规律的重要参数为半衰期($T_{1/2}$)，其对于计算药物从体内清除的时间及达到稳态血药浓度的时间有重要的参考价值。对于西药和中药有效成分，可测定给药后不同时间血药浓度，经一定的数学模型计算半衰期。对于中药复方，如有效成分明确，且有灵敏的检测方法，可像西药一样测定半衰期；如果有效成分不明，则可测定给药后不同时间生物效应(药效或毒效)的变化，计算效量或效应半衰期。

(一) 苯妥英钠半衰期测定

【目的】 学习测定药物半衰期的基本方法。

【原理】 苯妥英钠静脉注射后，在一定的时间范围内，血浆药物浓度的自然对数值与时间成直线关系，以给药后血浆药物浓度的自然对数值为纵坐标(y)，以时间为横坐标(x)绘制浓度-时间曲线图，并进行直线回归，算出斜率即 k 或由直线上任意取两点计算出斜率 k，再按下列公式可算出 $T_{1/2}$。

$$T_{1/2} = \frac{0.693}{k}$$

【材料】

动物:家兔，体重 $2.0 \sim 2.5$ kg。

药品:0.3%肝素、注射用苯妥英钠粉针剂、1%普鲁卡因注射液。

试剂:生理盐水、0.05 mol/L 磷酸盐缓冲液(pH 6.8)、二氯甲烷、7 mol/L 氢氧化钠、饱和高锰酸钾、正庚烷。

主要器材:紫外分光光度计、离心机、水浴锅、试管、吸量管、静脉插管、注射器、手术器械、体重秤。

【方法】

(1) 动物实验:取家兔 1 只，称重，背位固定于兔台上，以 1%普鲁卡因局部麻醉，分离股静脉，耳缘静脉注射 0.3%肝素 1 mg/kg 体重；做股静脉插管，取血 2 mL 备用；耳缘静脉注射 1%苯妥英钠注射液10 mg/kg 体重，分别于给药后 0.5、1、1.5、2 小时各取血 1 mL。

(2) 血浆中药物浓度测定:取血浆 0.3 mL，加入 0.05 mol/L 磷酸盐缓冲液(pH 6.8)0.3 mL。用二氯甲烷 5.0 mL 旋涡混悬提取，振荡 10 秒钟，离心 10 分钟(3 000 rpm)，弃去上层，取下层二氯甲烷置于另一 10 mL 具塞离心试管中，加 7 mol/L 氢氧化钠 3.0 mL，振荡 10 秒钟。离心 10 分钟(3 000 rpm)，取上层碱液置于另一 10 mL 具塞离心试管中。于约 70 ℃水浴除去二氯甲烷，加入饱和高锰酸钾溶液 3.0 ml，混匀。置 80 ℃水浴中加热 20 分钟，冷却至室温，加入正庚烷 3.0 mL，振摇 30 秒钟，离心 10 分钟(3 000 rpm)后，去除有机层。以正庚烷为空白对照。在 250 nm 波长处测定吸光度(OD 值)。

(3) 按已制备的标准曲线计算苯妥英钠血药浓度。

【结果】

(1) 将测定结果填入表 2-2，以血药浓度的自然对数值为纵坐标(y)，以时间为横坐标(x)绘制浓度-时间曲线图。

（2）按前述公式计算 $T_{1/2}$。

表 2-2 苯妥英钠浓度测定结果

时间(小时)	吸收值	浓度(ng/mL)
0		
0.5		
1.0		
1.5		
2.0		

【注意事项】 ①实验过程中应尽量避免样品溶血；②每次取血前，应先取 0.1～0.2 mL 血并弃去；③本实验介绍的 $T_{1/2}$ 值计算步骤是一种粗略的算法。其精确计算详见药代动力学专著。

【标准曲线制备】 试管中加入不同浓度的苯妥英钠对照品，60 ℃水浴挥干，加入 0.3 mL 空白血浆，涡旋混合 30 秒钟，配制成含苯妥英钠浓度为 0、3、6、12、24、48 μg/mL 的溶液，按上述血浆中药物浓度测定处理测定。以吸收值(y)对苯妥英钠浓度(x，μg/mL)进行线性回归，得回归方程的相关系数(r)，斜率(b)和截距(a)。

（二）中药有效成分喜树碱半衰期测定

【目的】 学习测定药物半衰期的基本方法。

【原理】 中药有效成分大多在体内也按一级动力学的规律消除，给药后，在一定的时间范围内，血浆药物浓度的自然对数值与时间成直线关系，也可按前述的方法算出 $T_{1/2}$。

【材料】 动物：家兔，体重 2.0～2.5 kg。

药品：0.3%肝素、喜树碱、生理盐水、25%乌拉坦溶液、9-硝基喜树碱。

试剂：双蒸水、甲醇和乙腈、正己烷、二氯甲烷、异丙醇、三乙胺、甲酸、二甲基亚砜、聚乙二醇 400 和磷酸。

主要器材：HPLC 系统、C_{18} 色谱柱、离心机、旋涡混合器、水浴锅、试管、静脉插管、注射器、移液器及吸头、微孔滤膜、手术器械、体重秤。

【方法】

（1）药液配制：将喜树碱溶于二甲亚砜制成喜树碱浓溶液，使用前用聚乙二醇 400 和 0.01 mol/L 的磷酸溶液稀释至试验所需浓度（二甲亚砜、聚乙二醇 400 及 0.01 mol/L 磷酸溶液的体积比为 5：50：45）。

（2）动物实验：取家兔 1 只，称重，背位固定于兔台上，25%乌拉坦溶液麻醉，分离股静脉，耳缘静脉注射 0.3%肝素 1 mg/kg 体重，做股静脉插管，取空白血 2 mL 备用。灌胃药液 12 mg/kg（给药体积为 1 mL/100 g 体重），分别于给药后 0.5、1、2 小时各取血 0.5 mL，置于肝素化试管中，4 000 rpm 离心分离血浆。

（3）血浆中药物浓度测定：取血浆 0.2 mL，加入 400 ng/mL 的 9-硝基喜树碱甲醇溶液 0.1 mL，再加入甲醇 0.1 mL，混匀，加入酸化试剂(pH 2 的磷酸盐缓冲溶液)0.2 mL，加入正己烷-二氯甲烷-异丙醇(100：50：5，V/V)提取溶剂 3 mL，旋涡混合 3 分钟，离心(9 600 rpm)10 分钟，分离上层有机相，于 40 ℃空气流下吹干，以 0.2 mL 流动相溶解，进样 100 μL，记录色谱图。

（4）色谱条件：色谱柱为 Hypersil BDS C18 柱(5 μm 粒径，150×4.6 mm I.D.)，流动相为乙

腈-水-甲酸-三乙胺溶液(35∶65∶2∶0.1,V/V),流速为 1.0 mL/分钟,检测波长为 UV 374 nm,柱温为 25 ℃。

(5) 按已制备的标准曲线计算血浆喜树碱浓度。

【结果】

(1) 将测定结果填入表 2-3,以血药浓度的自然对数值为纵坐标(y),以时间为横坐标(x)绘制浓度-时间曲线图。

表 2-3 喜树碱浓度测定结果

时间(小时)	峰面积	内标峰面积	浓度(ng/mL)
0			
0.5			
1.0			
2.0			

(2) 按前述公式计算 $T_{1/2}$。

【注意事项】 ①每次取血前,应先取 0.1~0.2 mL 血并弃去;②本实验介绍的 $T_{1/2}$ 值计算步骤是一种粗略的算法,其精确计算详见药代动力学专著。

【标准曲线制备】 试管中加入不同浓度的喜树碱和 9-硝基喜树碱,60 ℃水浴挥干,加入 0.2 mL 空白血浆,涡旋混合 30 秒钟,配制成含喜树碱浓度为 12.5、25.0、50.0、100.0、200.0、800.0 ng/mL 的溶液,按上述血浆中药物浓度测定方法测定。以峰面积比值(y)对喜树碱浓度(x,ng/mL)进行线性回归,得回归方程的相关系数(r),斜率(b)和截距(a)。

(三) 大黄中有效成分大黄酸半衰期测定

【目的】 学习测定药物半衰期的基本方法。

【原理】 中药有效成分大多在体内也按一级动力学的规律消除,口服给药后,在一定的时间范围内,血浆药物浓度的自然对数值与时间成直线关系,也可按前述的方法算出 $T_{1/2}$。

【材料】

动物:家兔,体重 2.0~2.5 kg。

药品:肝素、100%大黄水煎液、生理盐水、25%乌拉坦溶液。

试剂:甲醇、双蒸水、磷酸、高氯酸(浓度 3 mol/L)、乙腈、乙酸。

主要器材:HPLC 系统、C_{18} 色谱柱、离心机、旋涡混合器、水浴锅、试管、静脉插管、注射器、移液器及吸头、微孔滤膜、手术器械、体重秤。

【方法】

(1) 动物实验:取家兔 1 只,称重,背位固定于兔台上,25%乌拉坦溶液麻醉,分离股静脉,耳缘静脉注射 0.3%肝素 1 mg/kg 体重,做股静脉插管,取空白血 2 mL 备用。灌胃 100%大黄水煎液 1.5 mL/kg 体重,分别于给药后 0.5、1、1.5、2 小时各取血 1 mL,置于肝素化试管中,4 000 rpm 离心分离血浆。

(2) 血浆中药物浓度测定:取血浆 1 mL 于 10 mL 具塞试管中,加 3 mol/L 高氯酸 0.5 mL,旋涡混合 30 秒钟,沉淀蛋白,精密加入乙醚 5 mL,充分旋涡混合 3 分钟,离心(4 000 rpm)10 分钟,吸取上层乙醚提取液(注意不要吸到下层的水相,否则不易挥干),60 ℃水浴挥干,残渣以乙腈-2%乙酸甲醇(50∶50,V/V)200 μL 溶解,微孔滤膜过滤,吸取上清液进样 50 μL,经 HPLC 系统测定大黄酸的峰面积。

（3）色谱条件：色谱柱：Eclipse XDB-C$_{18}$柱（5 μm，150 mm×4.6 mm）；流动相：甲醇-0.1％磷酸（82：18，V/V）；流速：1.0 mL/分钟；柱温：25 ℃；紫外检测波长：258 nm。

（4）按已制备的标准曲线计算血浆大黄酸浓度。

【结果】

（1）将测定结果填入表 2-4，以血药浓度的自然对数值为纵坐标（y），以时间为横坐标（x）绘制浓度-时间曲线图。

（2）按前述公式计算 $T_{1/2}$。

表 2-4　大黄酸浓度测定结果

时间（小时）	峰面积	浓度（ng/mL）
0		
0.5		
1.0		
1.5		
2.0		

【注意事项】　①每次取血前，应先取 0.1～0.2 mL 血并弃去；②本实验介绍的 $T_{1/2}$ 值计算步骤是一种粗略的算法。其精确计算详见药代动力学专著。

【标准曲线制备】　试管中加入不同浓度的大黄酸对照品，60 ℃水浴挥干，加入 1 mL 空白血浆，涡旋混合 30 秒钟，配制成含大黄酸浓度为 24、48、96、240、480、960 ng/mL 的溶液，按上述血浆中药物浓度测定处理测定。以峰面积（y）对大黄酸浓度（x，ng/mL）进行线性回归，得回归方程的相关系数（r），斜率（b）和截距（a）。

第三节　影响药物作用的因素

影响药物作用的因素主要有三方面，一是动物方面的因素，如种属和品系、年龄、性别、体重、病理状态、健康情况等；二是药物方面的因素，如品种、产地、采收季节、炮制加工、剂量、剂型、给药途径、联合用药及药物相互作用等；三是环境方面的因素，如温度、湿度、通风、昼夜节律、饲养密度、饮食、笼具、垫料、噪音等。本章主要介绍一些药物方面的因素和动物某些脏器病理状态（如肝肾功能）影响药物作用的实验内容。

一、药物的量效关系对药物作用的影响

药理效应（量反应或质反应）与剂量在一定范围内成比例称为量效关系。量效关系常用图解说明，用效应强弱为纵坐标，药物剂量或浓度为横坐标作图，即为量效曲线。量效关系是从量的角度阐明药物作用的规律，在理论上有助于说明药物作用的性质，并可为临床用药提供参考数值。

（一）乙酰胆碱的量效关系曲线

【目的】　观察不同浓度乙酰胆碱对家兔或豚鼠离体回肠的作用及阿托品对乙酰胆碱作用的影响；了解研究药物量效关系的实验方法。

17

【原理】 乙酰胆碱通过激动肠管平滑肌上的 M 型胆碱受体引起肠管平滑肌收缩,阿托品为 M 受体阻断剂,竞争性地拮抗乙酰胆碱对 M 受体的激动作用。

【材料】 动物:家兔或豚鼠,雌雄均可。

药品:3×10^{-1} mol/L 氯化乙酰胆碱、10^{-6} mol/L 硫酸阿托品。

试剂:台氏液(钙含量减半)、磷酸缓冲液(pH 5.5)。

主要器材:恒温平滑肌槽、生物机能实验系统、氧气瓶、微量注射器、手术器械一套、体重秤。

【方法】

(1)离体回肠标本制备:家兔或豚鼠禁食 24 小时,用木锤猛击其头后部致死,立即剖开腹腔,轻轻剪取回肠,迅速置于冷台氏液中,除去肠系膜,将肠管剪成数段,用台氏液冲洗肠内容物至干净,后再剪成 2～3 cm 长备用。若不立即使用,可连同台氏液置 4 ℃ 冰箱保存,但不应超过 10 小时。

(2)试剂配制:用磷酸缓冲液将 3×10^{-1} mol/L 的氯化乙酰胆碱依次 10 倍稀释成为 3×10^{-2} mol/L ～3×10^{-8} mol/L。

(3)实验装置准备:水温由恒温装置控制在 38 ± 1 ℃,通气流量以 1～2 个气泡/秒为宜。

(4)标本连接及记录:取一段回肠,一端用线系在"L"形管下端,另一端用蛙心夹夹住,并与张力传感器相连,用生理记录仪记录。标本前负荷 1 g 左右。标本连接好后,在营养液中适应 10～15 分钟后,先描记一段回肠平滑肌正常曲线,纸速为 1 cm/分钟。

(5)加药:单剂量法:从低浓度开始,依次向浴管内加入各浓度的乙酰胆碱 0.1 mL,观察离体回肠对不同乙酰胆碱的反应。每次加入乙酰胆碱,待离体回肠收缩反应达最大后,用台氏液冲洗 3 次,使肠管恢复到给药前状态,然后再加入下一个浓度的乙酰胆碱,直到回肠对乙酰胆碱反应不再增大为止。在每次冲洗时可暂停描记。上述回肠冲洗恢复正常后,向台氏液中加入阿托品,使其浓度为 10^{-8} mol/L,用含阿托品的台氏液做营养液重复上述步骤。

累积法:从低剂量到高剂量向浴管内累积加入乙酰胆碱,其顺序为:3×10^{-8} mol/L 乙酰胆碱 0.1 mL、0.2 mL;3×10^{-7} mol/L 乙酰胆碱 0.07、0.2 ml;3×10^{-6} mol/L 乙酰胆碱 0.07 mL、0.2 mL……每次加入乙酰胆碱后,当反应达到最大时应立即加入后续 1 个剂量,如此以 1、2、7、20、70、200、700……的剂量增加下去。累积后就成为 3、10、30、300、1 000……直到回肠对乙酰胆碱的反应不再增大为止。上述离体回肠经冲洗恢复正常后,再向浴管内加入 10^{-6} mol/L 阿托品 0.3 mL,使其浓度为 10^{-2} mol/L,稳定 5～10 分钟重复上述步骤。

【结果】

(1)绘制累积量效关系曲线:以最大剂量乙酰胆碱引起的收缩量为 100%,计算加入不同剂量乙酰胆碱后的张力变化百分率,以此为纵坐标,以乙酰胆碱的摩尔浓度的负对数为横坐标作图,绘出量效关系曲线。

(2)计算乙酰胆碱的 pD_2:先从量效关系曲线上找到引起 50% 反应的剂量之前的某一已知量,并求得其负对数值 q,再量出该剂量与引起 50% 反应的剂量的距离(mm),以此距离查表可得到 $\log A$,用下述公式求 pD_2:

$$pD_2 = q - \log A$$

(3)计算阿托品的 pA_2:根据加阿托品后,量效关系曲线向高剂量方向平行移动的距离(mm),查表求得 $\log(X-1)$,然后按下式计算 pA_2:

$$pA_2 = pAx + \log(X-1)$$

式中:pAx 即拮抗剂摩尔浓度的负对数。

【注意事项】 ①悬挂肠管不要过度牵拉,肠管及连线勿贴近浴管壁;②所加药物应直接滴于液面上;③浴槽温度应保持在 $38 \pm 1\,^{\circ}\mathrm{C}$;④每支加样器的枪头只抽取一种药物或一个浓度的药液;⑤为了正确显示累积反应,应在对某剂量的反应达到最大后立即给予下一个剂量,若前一个剂量达到最大反应后慢慢观察,再给下一个剂量,则反应难于累积,故可稍微提前一点加入下一个剂量;⑥实验中不能改变记录仪灵敏度和标本负重量。

【思考题】 ①试从理论角度解释乙酰胆碱或阿托品对家兔或豚鼠小肠回肠作用的机制。②这种方法描记的量效曲线属于质反应还是量反应?

(二) 纯品枸杞多糖与疲劳小鼠血液中乳酸脱氢酶的量效关系

【目的】 观察不同剂量纯品枸杞多糖(LBP - X)对疲劳小鼠血液中乳酸脱氢酶(LDH)活力的影响,了解研究药物量效关系的实验方法。

【原理】 LDH 的功能是减少运动后乳酸在肌肉中的堆积。LDH 活力增加能有效地清除剧烈运动时机体的代谢产物,从而延缓疲劳的发生,亦能加速疲劳的消除。

【材料】 动物:小鼠,2~3 月龄,体重 $30 \pm 2\,\mathrm{g}$,雄性。

药品:纯品枸杞多糖。

试剂:LDH 测定试剂盒。

主要器材:灌胃器、注射器、体重秤。

【方法】 取小鼠 180 只,称重,随机分为正常对照组和 LBP - X 5、10、20、50、100 mg/kg 体重 5 个不同剂量的实验组,每组 30 只。LBP - X 按剂量用生理盐水稀释后以 0.25 mL/10 g 体重灌胃,对照组按等量生理盐水灌胃,连续 10 日。末次给药后,采取负重(体重 4%)在 $30 \pm 2\,^{\circ}\mathrm{C}$ 水中游泳 40 分钟的方法造成疲劳。在游泳前及游泳停止后 90、150 分钟分别采血,测定血中 LDH 的活力,用统计学方法检验其差异性。

【结果】 将实验数据和结果填入表 2 - 5。

表 2 - 5　LBP - X 对疲劳小鼠 LDH 活力的影响(U/100 mL, $\bar{x} \pm s$)

组别	剂量(mg/kg)	动物数(n)	游泳前	游泳后 90 分钟	游泳后 150 分钟
1		5			
2		10			
3		20			
4		50			
5		100			
6		0			

【注意事项】 ①应选用同性别小鼠,体重尽可能一致;②水温应保持一致;③小鼠进食多少影响体重称重的正确性,也影响游泳时间,故宜禁食 12~24 小时后进行实验。

【思考题】 ①从理论角度阐述 LDH 在糖酵解中的作用。②从中医基本理论角度解释枸杞子为何具有强壮作用。

二、给药途径对药物的作用

【目的】 观察不同给药途径给予同等剂量的硫酸镁所引起的药理作用的差别。

【原理】　不同给药途径可影响药物的作用,如灌胃法给予硫酸镁时难被吸收,可在肠腔内形成高渗溶液而减少水分吸收,增大肠内容积,刺激肠壁,导致肠蠕动加快,产生泻下作用;而注射给药时则可被机体吸收而特异性地竞争 Ca^{2+} 结合位点,拮抗 Ca^{2+} 的作用,产生降压及抗惊厥作用。

【材料】　动物:小鼠,体重 20～22 g,单一性别。

药品:12%硫酸镁溶液。

主要器材:体重秤、鼠盒、1 mL 注射器及注射针头、小鼠灌胃针头、小烧杯、方盆等。

【方法】　取体重相近,性别相同的小鼠 2 只,分别称重,以甲、乙编号,观察各鼠的一般情况,依次给药。

(1)甲鼠以灌胃法给予 12%硫酸镁溶液 0.1 mL/10 g 体重。

(2)乙鼠以腹腔注射法给予 12%硫酸镁溶液 0.1 mL/10 g 体重。

各鼠给药后立即密切观察并记录小鼠出现的症状,比较 2 只小鼠出现的症状有无差别。并对结果进行分析讨论。

【结果】　将实验数据和结果填入表 2-6。

表 2-6　硫酸镁不同给药途径对小鼠作用的影响

鼠号	性别	体重(g)	给药途径量	剂量(g/kg)	给药后小鼠出现的症状
甲鼠					
乙鼠					

【注意事项】　灌胃给药时应避免灌胃针头穿破食道或胃脏,使硫酸镁进入胸腔或腹腔吸收,而出现呼吸抑制,甚至呼吸麻痹而死亡。

【思考题】　①给药途径不同,为什么会影响药物作用? ②比较各种给药途径的优缺点。

三、溶液 pH 对药物的作用

【目的】　以不同 pH 的士的宁溶液灌胃,观察作用出现快慢,从而了解溶液 pH 对弱碱(或弱酸)性药物透过生物膜速率的影响。

【原理】　大多数药物为弱碱性或弱酸性,通常,弱碱性药物在碱性环境中,解离少,药物非离子态增多,脂溶性升高,则易透过生物膜而吸收多,在酸性环境中则相反。士的宁为弱碱性药物,其在碱性环境中吸收速率高,产生作用快而强。

【材料】　动物:小鼠,体重 18～22 g,单一性别。

药品:2%士的宁和 0.3 mol/L 碳酸氢钠的等量混合液(pH = 8.0),2%士的宁和 0.2 mol/L 盐酸的等量混合液(pH = 1.0)。

主要器材:体重秤、鼠盒、1 mL 注射器及小鼠灌胃针头、烧杯、秒表等。

【方法】　取小鼠 2 只,称重,以甲、乙编号,观察各鼠的一般情况,依次给药。

(1)甲鼠灌胃给予 2%士的宁和 0.3 mol/L 碳酸氢钠的等量混合液 0.2 mL/10 g 体重。

(2)乙鼠灌胃给予 2%士的宁和 0.2 mol/L 盐酸的等量混合液 0.2 mL/10 g 体重。

各鼠给药后立即密切观察并记录小鼠出现惊厥的时间、症状及死亡时间,比较 2 只小鼠有无差别。并对结果进行分析讨论。

【结果】　将实验数据和结果填入表 2-7。

表 2-7 溶液 pH 对士的宁吸收速率的影响

鼠号	性别	体重(g)	给药途径	剂量(g/kg)	出现惊厥的时间及症状	死亡时间
甲鼠						
乙鼠						

【思考题】 ①溶液 pH 为什么能影响药物的跨膜转运？②试讨论溶液 pH 对弱碱(或弱酸)性药物透过生物膜速率影响的临床意义。

四、炮制对药物的作用

【目的】 ①观察延胡索的镇痛作用。②通过比较延胡索与醋炒延胡索镇痛作用的不同,了解炮制对中药药理作用的影响。③掌握用光热刺激小鼠尾巴的镇痛实验方法。

【原理】 延胡索含多种生物碱,但游离的生物碱难溶于水,经醋妙后有效成分易于溶出,止痛效果增强。本实验由聚光发射出的光聚焦在直径为 3 mm 的小孔处,并通过小孔照射到小鼠尾巴的固定部位。小鼠受到光热刺激后产生疼痛,出现甩尾或快速移尾的现象。记录从光照开始到甩尾这段时间作为甩尾潜伏期(痛阈),药物能延长小鼠甩尾潜伏期,即表示具有镇痛作用。

【材料】 动物:小鼠,雄性,体重 18～22 g。

药品:1 g/ml 延胡索水煎液、1 g/ml 醋炒延胡索水提醇沉液、蒸馏水。

器材:光热测痛仪、秒表、鼠笼、灌胃器、注射器、体重秤。

【方法】 选取小鼠 40 只,室温最好保持在 18～20 ℃之间。先用 75％乙醇将鼠尾擦拭干净,待乙醇挥发后,依次将小鼠置于光热测痛仪上固定,启动开关,立即按秒表记录时间,当小鼠出现痛反应(甩尾或摆尾)即停表。记录小鼠自启动光热测痛仪至甩尾所需的时间(秒),作为该鼠的痛阈值。凡在 2 秒内出现甩尾或 10 秒后不出现甩尾现象的,均应弃之不用。依上法再测痛阈值 1 次,取两次的均值作为小鼠给药前的痛阈值。将上述预选合格的小鼠随机分 3 组,每组 10 只,按 10 g/kg 体重分别灌胃延胡索液、醋炒延胡索液和等容积蒸馏水。分别于给药后 45 和 90 分钟测各鼠痛阈值。计算出用药后痛阈值提高的百分率,用统计学方法检验其差异性。

$$痛阈提高率(\%) = \frac{用药后痛阈值 - 用药前痛阈值}{用药前痛阈值} \times 100\%$$

【结果】 将实验数据和结果填入表 2-8。

表 2-8 延胡索与醋炒延胡索对小鼠的镇痛作用比较($\bar{x} \pm s$)

组 别	剂量 (g/kg)	动物数 (n)	用药前痛阈值 (秒)	用药后痛阈值(秒)		痛阈提高率(%)	
				45 分钟	90 分钟	45 分钟	90 分钟
正常对照组							
延胡索组							
醋炒延胡索组							

【注意事项】 ①光热的刺激时间,每次不得超过 10 秒,以免烧伤小鼠尾部皮肤;②温度过高或过低,小鼠会过于敏感或反应迟钝,影响实验的准确性,应注意保持室温的恒定。

【思考题】 ①通过本实验结果,分析炮制对中药药理作用的影响。②光热刺激小鼠尾巴的镇

21

痛实验方法有何优缺点？影响因素是什么？

五、药物的相互作用

药物的相互作用是指联合应用两种或两种以上的药物时，由于各药药动学或药效学的原因，可影响它们原有的效应，使之增强或减弱。

配伍是指有目的地根据病情需要和药性特点，有选择地将两味以上药物配合同用。

（一）药酶诱导剂及药酶抑制剂对戊巴比妥钠催眠作用的影响

【目的】 以戊巴比妥钠催眠时间作为肝药酶体内活性指标，观察苯巴比妥及氯霉素对戊巴比妥钠催眠时间的影响，从而验证它们对肝药酶的诱导及抑制作用。

【原理】 苯巴比妥可诱导肝药酶活性，可使戊巴比妥钠在肝微粒体的氧化代谢加速，血药浓度降低，表现为戊巴比妥钠药理作用减弱，即催眠潜伏期延长，催眠时间缩短。而氯霉素则相反，能抑制肝药酶活性，导致戊巴比妥钠药理作用增强，即催眠潜伏期缩短，催眠时间延长。

【材料】 动物：小鼠，体重 18～22 g，单一性别。

药品：生理盐水、0.75%苯巴比妥钠、0.5%氯霉素、0.5%戊巴比妥钠。

主药器材：秒表、1 mL 注射器、体重秤。

【方法】 取小鼠 9 只，称重、标号，随机分为药酶诱导组、药酶抑制组及正常对照组，每组 3 只。药酶诱导组按腹腔注射 75 mg/kg 体重苯巴比妥钠，药酶抑制组及正常对照组均按腹腔注射 10 mL/kg 生理盐水，每日 1 次，共 2 日。于第三日三组分别腹腔注射 50 mg/kg 体重 0.5%戊巴比妥钠，但药酶抑制组腹腔注射戊巴比妥钠前半小时腹腔注射 50 mg/kg 体重氯霉素。观察小鼠反应，记录各组小鼠腹腔注射戊巴比妥钠时间，翻正反射消失及恢复时间，计算戊巴比妥钠催眠潜伏期（从腹腔注射该药到翻正反射消失的间隔时间）及催眠时间（从翻正反射消失到翻正反射恢复的间隔时间），用统计学方法检验其差异性。

【结果】 将实验数据和结果填入表 2-9。

表 2-9 药物对戊巴比妥钠睡眠时间的影响（$\bar{x}\pm s$）

组　别	剂量(g/kg)	动物数(n)	睡眠时间(分钟)
正常对照组			
药酶诱导组			
药酶抑制组			

【注意事项】 ①0.5%氯霉素溶液配制方法：以干燥注射器吸取市售氯霉素注射液（0.5 g/2 mL）1 mL，加入 24 mL 蒸馏水中，边加边振摇，充分混匀后即成。若稀释液有结晶析出，可在水浴中温热溶解后使用。吸取氯霉素注射液的注射器应预先干燥，否则氯霉素可能在注射器中析出结晶，并堵塞注射器针头；②本实验过程中，室温不宜低于 20 ℃，否则，由于温度较低，戊巴比妥钠代谢缓慢，使动物不易苏醒。

【思考题】 ①试从理论角度解释苯巴比妥钠及氯霉素对戊巴比妥钠催眠时间的影响。②试讨论药酶诱导剂及药酶抑制剂与其他药物合用时，将会产生的药物相互作用及临床应注意的问题。

（二）川乌配伍白芍对实验性疼痛的影响

【目的】 观察川乌配伍白芍对实验性疼痛的影响，了解中药配伍作用实验方法。

【原理】 川乌与白芍这一寒热药性相反的配伍，是中医治疗风湿痹证的常用传统药对，二药配伍有协同相加效果,配伍组的剂量越大,增效作用越明显。

【材料】 动物:新西兰长毛白兔,体重约 2 kg,雌雄各半。

药品:200%川乌水煎液,200%白芍水煎液,400%乌芍 1∶1(每毫升含川乌 2 g、白芍 2 g)及 600%乌芍 1∶2 水煎液(每毫升含川乌 2 g、白芍 4 g)。

主要器材:痛阈测量仪、灌胃器、注射器、体重秤等。

【方法】 在家兔清醒状态下,通过固定架固定,用痛阈测量仪于兔耳皮下透入 K^+ 致痛。通电后,以引起家兔摇头的电流(mA)做为痛阈值,重复检测 3 遍,取均值为药前痛阈值。根据药前痛阈、雌雄、体重,取家兔 60 只,称重,随机分为 6 组,正常对照组、川乌组、白芍组、乌∶药(1∶1)组、乌∶药(1∶2)组,每组 10 只,分别灌胃给药 10 mL/kg 体重,分别于药后 2、4 小时,检测痛阈。每只家兔重复检测 3 次,取均值,用统计学方法检验其差异性。

【结果】 将实验数据和结果填入表 2-10。

表 2-10 川乌、白芍及其配伍对家兔 K^+ 皮下致痛的影响($\bar{x}\pm s$)

组 别	剂量(mL/kg)	给药前痛阈值(mA)	给药后痛阈值 mA	
			2 小时	4 小时
正常对照组	等容积			
川乌组				
白芍组				
乌∶药(1∶1)组				
乌∶药(1∶2)组				

本实验的结果,各组不仅与生理盐水比较,其他用药组间亦可进行比较,以反映药物的配伍协同作用。

【注意事项】 ①动物个体差异大,应先测药前痛阈值,根据药前痛阈值进行分组;②室温对实验结果有影响,应控制在 18～25 ℃ 为宜。

【思考题】 ①川乌白芍配伍的中医药理论基础是什么?②川乌、白芍的镇痛有效成分各是什么?

六、肝脏对药物的作用

【目的】 观察肝脏功能状态对戊巴比妥钠作用的影响。

【原理】 四氯化碳可使肝细胞坏死,造成肝功能损害,可作为中毒性肝炎的动物模型,用于观察肝脏功能状态对药物作用的影响。戊巴比妥钠主要经肝脏代谢而消除,当肝脏功能状态不同时其消除的快慢则不同。

【材料】 动物:小鼠,18～22 g,单一性别。

药品:0.25%戊巴比妥钠溶液。

试剂:1%四氯化碳溶液。

主要器材:1 mL 注射器、灌胃器、鼠盒、烧杯、手术器械一套、体重秤。

【方法】 取健康小鼠 4 只,称重,其中 2 只于实验前 24 小时,灌服 1%四氯化碳溶液 0.1 mL/10 g 体重。使其肝脏发生病变。实验时取正常和病变的小鼠各 2 只,均灌服 0.25%戊巴比妥钠溶液 0.2 mL/10 g 体重。然后观察记录小鼠出现麻醉时间(以翻正反射消失为指标)及恢复时间,以此计算麻醉维持时间,用统计学方法检验其差异性。

【结果】 将实验数据和结果填入表 2 - 11。

表 2 - 11　肝脏功能状态对药物作用的影响

小鼠编号	出现麻醉时间(分钟)	恢复时间(分钟)	麻醉维持时间(分钟)
正常小鼠　1			
正常小鼠　2			
病变小鼠　1			
病变小鼠　2			

【注意事项】 ①此实验如在室温 20 ℃ 以下进行时,需给麻醉小鼠保暖。否则动物会因代谢减慢而不易苏醒;②实验结束后可将小鼠脱颈椎处死,解剖,观察比较正常和病变小鼠肝脏外观上有何不同。注射四氯化碳中毒的小鼠的肝脏常较肿大,有的充血,有的呈现灰黄色,触摸有油腻感。

【思考题】 ①肝脏功能状态对临床用药有何指导意义? ②肝脏功能状态如何影响药物的作用?

七、肾脏对药物的作用

【目的】 观察肾脏功能损害对卡那霉素作用的影响

【原理】 氯化高汞可使肾小管细胞坏死,造成肾功能损害,可作为中毒性肾病的动物模型,用于观察肾脏功能状态对药物作用的影响。卡那霉素主要经肾脏排泄而消除,当肾脏功能状态不同时影响其作用。

【材料】 动物:小鼠,10~12 g,单一性别。

药品:20 mg/mL 卡那霉素注射液。

试剂:0.1％氯化高汞溶液。

主要器材:1 mL 注射器、体重秤、鼠盒、烧杯、手术器械一套。

【方法】 取小鼠 4 只,称重,随机分为正常对照组及病变组,病变组 2 只小鼠于实验前 24 小时腹腔注射 0.1％氯化高汞溶液 0.2 mL/10 g 体重。使其肾功能发生损害。实验时各组小鼠均由腹腔注射卡那霉素溶液 0.2 mL/10 g 体重。观察给药后 15 分钟肾功能正常和肾功能损害小鼠所表现的症状有何不同,注意观察肌张力、四肢运动及呼吸状态。并讨论其原因。

【结果】 将实验数据和结果填入表 2 - 12。

表 2 - 12　肾脏功能状态对药物作用的影响

小鼠编号	给药前表现	给药后表现
正常小鼠　1		
正常小鼠　2		
病变小鼠　1		
病变小鼠　2		

【注意事项】 ①本实验选用的小鼠体重应在 10~12 g,否则结果不理想;②实验结束后可将小鼠处死,解剖,观察比较正常和病变小鼠肾脏外观上的差别。注射氯化高汞中毒的小鼠的肾脏常明显增大,用手术刀纵切,可见到皮质部较为苍白,髓质部则有充血现象。

【思考题】 ①肾脏功能状态对临床用药有何指导意义? ②肾脏功能状态如何影响药物的作用?

第三章

急性毒性试验

急性毒性试验是指动物一日内单次或多次(中药或毒性极低的西药等在 24 小时内分 2～3 次给药)给药后 14 日或以上(如抗炎药、抗疟药或其他死亡时间拖得较长的药物)中,连续观察动物所产生的毒性反应及死亡情况。其观察应从定性和定量两方面进行,定性观察就是观察服药后动物有哪些中毒表现(如是否耸毛、蜷卧、耳壳苍白或充血、突眼、步履蹒跚、瘫痪、昏迷、抽搐、惊厥、呼吸困难、大小便失禁等),以及毒性反应出现和消失的时间,涉及哪些组织和器官,最主要的可能毒性靶器官是哪个,损伤程度及可逆程度如何,中毒死亡过程中的特征,可能的死亡原因是什么等。定量观察就是观察药物毒性反应与剂量的关系,常用致死量(lethal dose)表示,因为动物生与死的生理指标易于观察、客观、容易掌握,致死量测定也较准确。一般而言,致死量与毒性成反比,致死量愈小,毒性愈大;相反,致死量愈大,毒性愈小。主要指标有近似致死量(appoximate lethaldose, ALD)和半数致死量(lethal dose 50, LD_{50}),其中以 LD_{50} 为主要定量指标(小动物),大动物可用 ALD。中药如因受试药物的浓度或体积限制,无法测出 LD_{50} 时,可做最大给药量试验等。

第一节　半数致死量(LD_{50})的测定

半数致死量(LD_{50})是指半数实验动物死亡的剂量。由于在实验条件下难以找出恰好使一半的实验动物死亡的剂量,因此将动物分成若干组,每组给予不同剂量(按等比级数),使其产生不同的死亡百分率,再以统计方法求出 LD_{50} 及其相关的统计量。

由于 LD_{50} 的测定较简便、可靠,而且稳定,现已成为评定动物急性中毒程度的重要参数。LD_{50} 有多种计算方法,其中公认最精确而且新药审批推荐使用的为 BLiss 氏法,为一种概率单位逐步加权直线回归法,其特点是严谨精确,步骤周密,适用性强,提供的信息量大(除 LD_{50} 外,尚有 LD_5 和 LD_{95} 等)。但计算过程繁琐复杂,无计算工具难以进行,选用有关软件处理,则迅速而方便。在教学中较常用的有改良寇氏法、简化概率单位法、新查算表法和序贯法等。现将基本要求叙述如下。

1. 动物　常选用体重 18～22 g 的健康小鼠(同次试验体重相差不超过 2 g);也可用大鼠,体重一般为 120～150 g(同次试验体重相差不超过 10 g)。除特殊要求外,所选动物均应雌雄各半,并为符合国家规定的等级动物。

2. 给药途径和给药容量　要求使用两种给药途径,其中一种必须是临床给药途径,无法用注射途径给药的制剂,可考虑只用灌胃给药。一般采用不等浓度等容积给药,常规给药容量为:小鼠灌胃 0.2～0.4 mL/10 g,腹腔注射、皮下注射和静脉注射 0.1～0.2 mL/10 g。大鼠灌胃 1～1.5 mL/100 g,腹腔注射、皮下注射和静脉注射 0.5～1 mL/100 g。特殊情况另作说明。

3. 剂量与分组　正式实验前均应先用少数动物进行预试试验,测出该受试药物引起 0 和 100% 死亡率的剂量范围,然后才进行正式试验。小动物一般分为 4～6 个剂量组,各剂量组组距一般以 0.65～0.85 为宜,每组动物为 10～20 只。

4. 观察记录　给药当日,尤其是给药后 4 小时内应严密观察并记录,然后每日上、下午各 1

25

次,连续观察 14 日或以上。详细记录动物毒性反应情况和死亡情况,中毒症状、中毒发生时间、持续时间、恢复期及动物最短死亡时间、最长死亡时间和平均死亡时间等。死亡动物应及时进行尸检,记录病变情况;若肉眼可见变化时则须进行组织病理检查。

5. 结果处理 实验资料按表格形式列出,采用适宜的统计方法计算 LD_{50} 值,推荐用 BLiss 法(具体计算公式参考相关统计学专著)。教学中较常用改良寇氏法。若发现毒性反应有明显的性别差异,则应分别求出不同性别的 LD_{50}。

实验 3-1 敌百虫半数致死量测定

【目的】 掌握药物半数致死量(LD_{50})测定的基本步骤,掌握改良寇氏法的计算方法。

【原理】 将一定浓度和一定容量的药物,按一定比例灌胃给予小鼠,观察 14 日,记录不同剂量小鼠的死亡情况,计算半数致死量,以确定药物的急性毒性。

【材料】 动物:小鼠,体重 18~22 g,雌雄各半。

药品:2%敌百虫溶液。

主要器材:体重秤、灌胃器、烧杯、量筒、注射器及针头、苦味酸溶液。

【方法】

(1)预试验:取小鼠 8~12 只,称重,以 2 只为一组分成 4~5 组,选择组距较大的一系列剂量,分别按组腹腔注射敌百虫溶液,观察出现的症状并记录死亡数,找出引起 0 及 100%死亡率剂量(即 Dn 和 Dm)的所在范围(参考剂量:最大 1 000 mg/kg,最小 300 mg/kg)。

(2)正式试验:根据预试验所获得的 Dm 与 Dn 相差的倍数(Dm/Dn),参照表 3-1 选择合适的剂量组距进行分组,尽可能使半数组的死亡率在 50%以上,另半数组的死亡率在 50%以下。各组动物的只数应相等或相差无几,每组 10 只动物,动物的体重和性别要均匀分配(最好采取区组随机法)。完成动物分组和剂量计算后按组腹腔注射给药。为了能得到理想的结果,实验最好从中间剂量开始,以便从最初几组动物接受药物后的反应来判断两端剂量是否合适,便于调整剂量和组数。

表 3-1 选择分组及剂量比值简表

剂量组距		0.6	0.65	0.7	0.75	0.8	0.85	0.88	0.9
Dm/Dn	2 倍左右	—	—	—	3~4 组	4 组	5~6 组	6~7 组	7~8 组
	3 倍左右	—	3~4 组	4 组	4~5 组	5 组	6~8 组	9 组	—
	4 倍左右	3~4 组	4~5 组	5 组	5~6 组	7~8 组	9 组	—	—
	5 倍左右	4~5 组	5~6 组	6 组	7~8 组	9 组	10 组	—	—
	10 倍左右	5~6 组	6~7 组	8 组	9~10 组	10 组	—	—	—
	14 倍左右	6~7 组	7 组	8~9 组	10 组				

(3)LD_{50} 测定中应观察记录的项目:①实验题目,实验日期。②实验条件与方法,包括实验环境,药物的批号、规格、来源、理化性质、配制方法及所用浓度等;动物品系、来源、性别、体重、给药方式及剂量(药物的绝对量和溶液的容量)和给药时间等。③给药后动物各种反应,包括潜伏期(从给药开始出现毒性反应的时间);中毒现象及出现的先后顺序;开始出现死亡的时间;死亡集中时间;末只死亡时间;死前现象。逐日记录各组死亡只数。

(4)尸解及病理切片:从给药时开始计时,凡不同时间死亡的动物,均及时尸解以观察内脏的病变,记录病变情况。若肉眼可见变化时则需进行病理检查。整个实验一般要观察 14 日或以上,观察结束时对全部存活动物称体重,尸解,同样观察内脏病变与中毒死亡鼠比较。当发现有病变时也应进行病理检查,以比较中毒后病理变化及恢复情况。

(5) 结果计算:实验完毕后,清点各组死亡鼠数和算出死亡率(P),按改良寇氏法公式进行计算:

$$LD_{50} = \log^{-1}[Xm - i(\sum P - 0.5)] \qquad (公式1)$$

Xm:最大剂量组剂量的对数值

i:相邻两组剂量对数值之差

P:各组动物死亡率,用小数表示(如果死亡率为80%应写成0.80)

$\sum P$:各组动物死亡率之总和

n:每组动物数

$$S_{X50} = i \times \sqrt{(\sum P - \sum P^2)/(n-1)} \qquad (公式2)$$

S_{X50}:$\log LD_{50}$的标准误差

$X_{50} = \log LD_{50}$

$$LD_{50} 的 95\% 可信限 = \log^{-1}(X_{50} \pm 1.96 S_{X50}) \qquad (公式3)$$

$$LD_{50} 的平均可信限 = LD_{50} \pm (LD_{50} 的 95\% 可信限的高限 - 低限)/2 \qquad (公式4)$$

【结果】 将实验数据和结果填入表3-2、表3-3。

表3-2 小鼠腹腔注射敌百虫半数致死量测定

组别	剂量(g/kg)	动物数(n)	对数剂量(X)	死亡率(P)	P^2	其他数据
1						$Xm=$
2						$i=$
3						$\sum P=$
4						$\sum P^2=$
5						
……						

$$LD_{50} = \log^{-1}[Xm - i(\sum P - 0.5)] =$$

$$S_{X50} = i \times \sqrt{\sum p - \sum p^2/(n-1)} =$$

$$LD_{50} 的 95\% 可信限 = \log^{-1}(X_{50} \pm 1.96 S_{X50}) =$$

$$LD_{50} 的平均可信限 = LD_{50} \pm (LD_{50} 的 95\% 可信限的高限 - 低限)/2 =$$

表3-3 LD_{50}测定中观察的项目

项目	给药前	给药后						
		第一日	第二日	第三日	第四日	第五日	第六日	第七日
体重		—	—	—	—	—	—	—
一般状况								
中毒表现								

（续表）

项目	给药前	给药后						
		第一日	第二日	第三日	第四日	第五日	第六日	第七日
死亡时间								
死前现象								
死亡数								
系统尸解								
病理检查								

注：①一般状况包括动物的食量、活动、精神、大小便、分泌物等；②系统尸解包括处死动物后对重要脏器(心、肝、脾、肺、肾)的全面肉眼观察。

【注意事项】 ①预试验要摸准药物引起 0 和 100% 死亡率剂量的所在范围；②正式试验时各剂量按等比级数分组，应避免最大剂量组的死亡率<80%，最小剂量组死亡率>20%，否则改用其他方法计算；③市售敌百虫质量差别较大，应精制，并临用前配制溶液。

【思考题】 ①LD_{50} 测定的目的意义如何？②LD_{50} 常用的计算方法有哪些？③测定 LD_{50} 时为什么要记录各种中毒现象及时间过程而不能只记录死亡只数？

第二节　最大给药量的测定

对于某些低毒的受试物可采取该方法。在合理的给药浓度及合理的给药容量的条件下，以允许的最大剂量单次给药或 24 小时内数次给药(一般不超过 5 g/kg 体重)，观察动物出现的反应。一般使用 10～20 只动物，连续观察 14 日，详细记录动物反应情况，计算出总给药量(g/kg，如系中药则折合成生药量计算)，并推算出相当于临床用药量的倍数。未见任何动物死亡，则最大给药量>×× g/kg；若仅有个别死亡，则宜写成 LD_{50}>×× g/kg 体重。

实验中应注意，灌胃时动物一般采用空腹，即禁食 12 小时；对药液的 pH 和渗透压应控制，pH 以 5～8 为宜，高渗耐受比低渗耐受好些，静脉注射的速度也应控制，一般大、小鼠静脉注射的速度为 10～20 秒。

实验 3-2　最大给药量的测定

【目的】 掌握药物最大给药量测定的基本要求和步骤。

【原理】 将最大浓度和最大体积的药物，一日内单次或 2～3 次灌胃给予小鼠，观察 14 日，记录小鼠的反应情况，计算最大给药剂量，以确定药物的急性毒性。

【材料】 动物：小鼠，体重 18～22 g，雌雄各半。

药品：114% 奇力咳感康口服液浓缩液。

主要器材：灌胃器、烧杯、量筒、注射器、体重秤。

【方法】 因受奇力咳感康口服液药物浓度和体积的影响，一次给药无法测出其 LD_{50}，故依据动物能耐受的最大浓度、最大体积的药量 1 次或 1 日内连续给予 2～3 次的规定，测定其最大给药量。选取健康小鼠 40 只，实验前动物禁食不禁水 12 小时，然后每只小鼠每次灌胃给予浓度为 114% 的奇力咳感康浓缩液 0.4 mL/10 g 体重，24 小时内灌胃 2 次，然后按常规饲养，观察 14 日。14 日后，小鼠称重，处死，解剖肉眼观察重要脏器(心、肝、脾、肺、肾)，并计算动物 1 日内最大给药剂量(g/kg)。

最大给药量＝[灌胃量(mL)/10 g 体重]×100×1 日内给药次数×药物浓度(g/mL)

【结果】　将实验数据和结果填入表 3-4。

表 3-4　奇力咳感康口服液最大给药量测定

项目	给药前	给药后								
		第一日	第二日	第三日	第四日	第五日	第六日	第七日	第……日	第十四日
体重		—	—	—	—	—	—	—		
一般状况										
系统尸解		—	—	—	—	—	—	—		

注:①一般状况包括动物的食量、活动、精神、大小便、分泌物等;②系统尸解包括处死动物后对重要脏器(心、肝、脾、肺、肾)的全面肉眼观察。

【注意事项】　实验所用药物一定是最大浓度,即使溶液的黏稠度恰能通过灌胃针头。给药量应为最大容量。不同种类实验动物不同给药途径一次给药能耐受的最大容量参照表 1-1。

【思考题】　急性毒性实验中什么情况下进行最大给药量测定? 该方法有哪些要求?

第四章

作用于神经系统药理实验

作用于神经系统的药物包括对中枢神经系统和对外周神经系统作用的两类药物。此章主要介绍作用于中枢神经系统药物相关的实验方法。

研究药物对中枢神经系统药理作用的实验方法主要有镇静作用实验、催眠作用实验、抗惊厥作用实验、镇痛作用实验及解热作用实验等。

1. 镇静作用实验方法　　主要有对小鼠自发活动影响试验。

2. 催眠作用实验方法　　主要有延长戊巴比妥钠睡眠时间和对戊巴比妥钠阈下催眠剂量的影响试验。

3. 抗惊厥作用实验方法　　主要有①致惊剂诱发惊厥法,如戊四唑、印防已毒素、硝酸士的宁等;②电惊厥法:包括最大电休克发作实验、最小电休克阈值实验、点燃效应引起的发作;③精神运动性发作法;④听源性发作法。

4. 镇痛作用实验方法　　主要按刺激性质分为4类:①化学刺激法,如醋酸、酒石酸锑钾、缓激肽等;②热刺激法,如热板法、热辐射法等;③电刺激法,采用电流刺激动物尾巴、足掌、齿髓等部位;④机械刺激法,用钳子、镊子等夹住动物尾巴或后肢。

5. 解热作用实验方法　　主要是利用动物发热模型观察药物是否具有解热作用。常用的致热源有伤寒、副伤寒菌苗、大肠杆菌菌液、啤酒酵母悬液、内毒素致热等给动物静脉注射造成动物发热模型。

涉及中枢神经系统药理实验方法的中药有安神药、平肝息风药、祛风湿药、清热药等。

第一节　药物对小鼠自主活动的影响

【目的】　①学习研究镇静作用的实验方法。②观察镇静类药物对小鼠自发活动的影响。

【原理】　在活动箱内,将一束或几束光线照射到对侧光电感应器(光电管、光导管、光敏管)上,动物在箱内每活动1次,感应电流发生改变,经过放大装置,使电脉冲驱使继电器启动,通过记录器记录动物活动次数。这种方法可以直接观察记录动物自发活动。

【材料】

动物:小鼠,体重18~22 g,雌雄各半。

药品:0.1%盐酸氯丙嗪注射液。

试剂:生理盐水。

主药器材:小动物自主活动测定仪、灌胃器、注射器、体重秤。

【方法】　取小鼠20只,称重,随机分为氯丙嗪组及正常对照组,每组10只。氯丙嗪组腹腔注射0.1%盐酸氯丙嗪溶液0.1 mL/10 g体重,正常对照组给等容积生理盐水。给药后1小时将小鼠置于小动物自主活动测定仪内,适应5分钟,记录分钟内小鼠活动次数,用统计学方法检验其差异性。

中药可选灌胃枣仁安神胶囊 0.3 g/kg 体重。

【结果】　将实验数据和结果填入表 4-1。

表 4-1　氯丙嗪对小鼠自由活动次数的影响($\bar{x}\pm s$)

组　别	剂量(g/kg)	动物数(n)	活动次数
正常对照组			
氯丙嗪组			

【注意事项】　①光电管计数反映的正常动物活动次数值若并不是常态分布,处理实验数据时应进行换算;②如果动物活动时不穿过光束就无法记录下来;③动物宜事先禁食 12 小时,以增加觅食活动;④动物放入光电盒中有一个适应过程,各组间实验条件应力求一致。

【思考题】　试述氯丙嗪的安定作用机制、特点。

第二节　药物对小鼠睡眠时间的影响

【目的】　①观察催眠类药物与中枢抑制药的协同作用。②了解催眠作用实验方法。

【原理】　戊巴比妥钠是中枢抑制药,阈剂量引起镇静催眠的作用,使小鼠翻正反射消失。酸枣仁属安神药,有明显的镇静催眠作用,能使阈剂量戊巴比妥钠所引起小鼠睡眠时间明显延长。

【材料】　动物:小鼠,体重 18～22 g,雌性。

药品:枣仁安神胶囊、4%戊巴比妥钠。

试剂:生理盐水。

主药器材:体重秤、秒表、灌胃器、注射器。

【方法】　取小鼠 30 只,称重,随机分为正常对照组、戊巴比妥钠组、枣仁安神胶囊组,每组 10 只。正常对照组腹腔注射等量生理盐水,戊巴比妥钠组腹腔注射戊巴比妥钠 40 mg/kg 体重,枣仁安神胶囊组灌胃枣仁安神胶囊 0.3 g/kg 体重,末次给药后 60 分钟,腹腔注射戊巴比妥钠 40 mg/kg 体重。记录各组动物睡眠时间(以小鼠翻正反射消失 1 分钟以上为入睡指标,从翻正反射消失至恢复时间为睡眠时间)。枣仁安神胶囊组与空白对照组比较,用统计学方法检验其差异性。

【结果】　将实验数据和结果填入表 4-2。

表 4-2　枣仁安神胶囊对戊巴比妥钠睡眠时间的影响($\bar{x}\pm s$)

组　别	剂量(g/kg)	动物数(n)	睡眠时间(分钟)
正常对照组			
戊巴比妥钠组			
枣仁安神胶囊组			

【注意事项】　①实验前要进行预试,找出戊巴比妥钠的阈剂量;②冬季室温低、动物不易苏醒,注意保温;③实验观察指标除睡眠时间外,还可记录入睡潜伏期,阈下剂量小鼠睡眠个数及睡眠百分率。

【思考题】　①酸枣仁延长戊巴比妥钠小鼠睡眠时间的机制是什么?②本方法作为筛选中枢抑制药的优缺点有哪些?

第三节　药物的抗惊厥作用

（一）药物致惊法

【目的】　①学习抗惊厥药物的研究方法及癫痫小发作动物模型的制备方法；②观察抗痫灵和硝西泮的抗惊厥作用。

【原理】　戊四唑主要作用于脑干及大脑，使兴奋性突触的易化过程增强，引起惊厥发作。其阈剂量可引起头部及前肢抽搐。硝基安定属镇静催眠药，具有较强的抗惊厥、抗癫痫作用。实验前给予受试药物，观察其对阵挛性抽搐的预防作用。

【材料】　动物：小鼠，体重 18～22 g，雌雄各半。

药品：氟硝西泮注射液、1%戊四唑。

试剂：生理盐水。

主药器材：灌胃器、注射器、体重秤等。

【方法】　取小鼠 20 只，称重，随机分为氟硝西泮组及正常对照组，每组 10 只。氟硝西泮组腹腔注射氟硝西泮 10 mg/kg 体重，正常对照组给等容积生理盐水，0.5 小时后各组皮下注射戊四唑 85 mg/kg 体重。观察各组惊厥动物数，计算抗惊率（以后肢伸直为指标），用统计学方法检验其差异性。

中药可选 0.4 g/mL 羚羊角水煎液 4 g/kg 体重。

【结果】　将实验数据和结果填入表 4-3。

表 4-3　氟硝西泮对戊四唑小鼠惊厥的作用（$\bar{x} \pm s$）

组　别	剂量(mg/kg)	动物数(n)	惊厥动物数(n)	抗惊率(%)
正常对照组				
氟硝西泮组				

【注意事项】　①室温影响惊厥的发生率，实验最好在 20 ℃左右进行；②不同品系动物持续惊厥后死亡率不同，实验时最好选用同一品种。

【思考题】　除氟硝西泮外还有哪些抗惊厥药？各属哪一类？各有什么作用特点？

（二）电惊厥法

常用实验方法有最大电休克发作实验（MES）、最小电休克阈值实验（MET）、点燃效应引起的发作。最大电休克发作是很好的癫痫大发作模型，对 MES 有强大对抗作用的药物临床对癫痫大发作有效。MET 为癫痫小发作模型，一般倾向于用戊四唑惊厥发作阈值试验所代替，点燃效应引起的惊厥类似全身性惊厥，是较理想的慢性实验性癫痫模型。

【目的】　①掌握癫痫大发作动物模型的制备方法；②观察抗癫痫药物对电惊厥的作用。

【原理】　用电极夹住动物的双耳部，以强电流通过电极，对动物脑部进行短时间刺激，引起动物强直性惊厥，以后肢强直性惊厥为实验观察指标，比较各组动物惊厥情况。

【材料】　动物：小鼠，体重 18～22 g，雌雄各半。

药品：40%羚羊角水煎液、苯妥英钠片。

主要器材：药理生理多用仪、灌胃器、注射器、体重秤等。

【方法】　①动物筛选：取健康小鼠，雌雄兼备。在药理生理多用仪上选择各适宜参数：刺激方式置于"单次","频率 A"8 Hz,时间选择"0.25 秒"。电压调节旋钮置于适当位置(一般刻度 7~9,输出电压 100~140 V)将输出导线前端两个鳄鱼夹用生理盐水浸润,一只夹住小鼠的两耳,另一只夹住小鼠的下唇,按"启动"按铵,即可使小鼠发生电惊厥。记下各只动物惊厥阈值,如未出现惊厥,将电压由 100 V 逐渐升到 140 V,频率由"8 Hz"改为"4 Hz",如仍不出现惊厥,弃之不用。②取符合要求的小鼠 20 只,称重,随机分为苯妥英钠组及正常对照组,每组 10 只。苯妥英钠组灌胃苯妥英钠 40 mg/kg 体重,正常对照组灌胃等容积蒸馏水。1 小时后再用各只动物原惊厥阈值给予刺激,记录给药后各组动物抗惊数,计算惊厥率,用统计学方法检验其差异性。

中药可选 0.4 g/mL 羚羊角水煎液 4 g/kg 体重。

【结果】 将实验数据和结果填入表 4-4。

表 4-4 苯妥英钠对动物电惊厥的作用($\bar{x} \pm s$)

组 别	剂量(mg/kg)	动物数(n)	惊厥动物数(n)	抗惊率(%)
正常对照组				
苯妥英钠组				

【注意事项】 ①通电时将导线稍提起,避免因小鼠活动使鳄鱼夹脱落后相接触;也不能让鳄鱼夹与小鼠其他部位相接触;②电压以能引起动物惊厥为准,不宜过大,以免影响实验结果;③动物惊厥可分为 5 个时期:潜伏期、僵直屈曲期、后肢伸直期、阵挛期、恢复期。

【思考题】 抗痫灵与苯妥英钠对抗动物电惊厥的机制有什么不同?

第四节 药物的镇痛作用

(一) 扭体法

【目的】 ①掌握镇痛作用药物的实验方法。②观察药物的镇痛作用。

【原理】 小鼠腹腔注射化学物质,可刺激腹膜引起腹腔深部大面积且较持久的疼痛,并引起小鼠"扭体"反应(腹部内凹,躯体与后腿伸张等)。本实验以药物减少小鼠扭体反应的只数及次数作为镇痛指标,观察药物镇痛作用。

【材料】 动物:小鼠,体重 18~22 g,雌雄各半。

药品:1 g/mL 延胡索水煎液、0.2%盐酸哌替啶。

试剂:0.6%醋酸液。

主要器材:秒表、注射器、鼠笼、灌胃器、体重秤等。

【方法】 取小鼠 30 只,称重,随机分为正常对照组、阳性对照组及延胡索水煎液组,每组 10 只。正常对照组腹腔注射等容积生理盐水,阳性对照组腹腔注射盐酸哌替啶 20 mg/kg,延胡索水煎液组灌胃延胡索水煎液 20 g/kg 体重。给药后 30 分钟各组小鼠腹腔注射 0.6%醋酸液 0.2 mL/只,记录 15 分钟内各组小鼠扭体反应次数,并计算药物镇痛百分率,用统计学方法检验其差异性。

$$药物镇痛率(\%) = \frac{对照组平均扭体反应次数 - 给药组平均扭体反应次数}{对照组平均扭体反应次数} \times 100\%$$

【结果】 将实验数据和结果填入表 4-5。

33

表4-5 延胡索对小鼠扭体反应的影响($\bar{x}\pm s$)

组　别	剂量(mg/kg)	动物数(n)	扭体反应次数	药镇痛率(%)
正常对照组				
阳性对照组				
延胡索水煎液组				

【注意事项】　①醋酸有挥发性，用前宜临时配制；醋酸液浓度0.6%～0.9%均可，实验前须预试验；②每只动物腹腔注射部位和操作技术力求一致。

【思考题】　扭体法观察药物镇痛作用有哪些优缺点？

（二）热板法

【目的】　学习用热板法研究药物的镇痛作用。

【原理】　将小鼠置于恒温热板上，热刺激小鼠足部产生疼痛反应，以其舔后足作为"疼痛"反应指标。当小鼠开始出现疼痛反应的时间作为小鼠痛阈值，比较各组间痛阈值的差异，判断药物有无镇痛作用。

【材料】　动物：小鼠，体重18～22 g，雌性。

药品：1 g/mL延胡索水煎液、0.5%盐酸哌替啶。

试剂：生理盐水。

主要器材：热板测痛仪、秒表、注射器、体重秤、灌胃器等。

【方法】　调整仪器及筛选小鼠。接通电源，温度控制在55 ℃。将小鼠放于55 ℃的恒温热板上，5～30秒内不出现疼痛反应(舔后足或逃避)者弃之不用。记录符合要求小鼠痛阈值(疼痛反应发生的时间)。

取符合要求的小鼠30只，称重，随机分为正常对照组(灌胃等容积蒸馏水)、阳性对照组(腹腔注射0.5%盐酸哌替啶50 mg/kg体重)及延胡索水煎液组(灌胃延胡索水煎液20 g/kg体重)，每组10只。给药后0.5小时将小鼠置于55 ℃恒温热板上，立即开始计时，以小鼠疼痛发生为痛阈潜伏期，超过60秒未舔后足者应立即取出，以60秒计。计算痛阈提高百分率，采用统计学方法检验各组的差异性。

$$痛阈提高率(\%)=\frac{用药后痛阈值-用药前痛阈值}{用药前痛阈值}\times100\%$$

【结果】　将实验数据和结果填入表4-6。

表4-6 延胡索对小鼠热刺激的镇痛作用($\bar{x}\pm s$)

组　别	剂量(mg/kg)	动物数(n)	用药前痛阈值(s)	用药后痛阈值(s)	痛阈提高率(%)
正常对照组					
阳性对照组					
延胡索水煎液组					

【注意事项】　①小鼠以雌性为好，因雄性小鼠受热后阴囊松弛触及热板，易致过敏反应；②小鼠个体差异较大，应选用痛阈值在5～30秒内者为合格，不合格者弃之不用；③室温对本实验有一定影响，以15～20 ℃为宜，过低小鼠反应迟钝，过高则小鼠过于敏感易引起跳跃，影响结果准确性；

④正常小鼠放入热板后易出现不安、举前肢、舔前足、踢后肢等现象,这些动作不能作为疼痛指标,只有舔后足才作为疼痛指标。

【思考题】　影响热板法镇痛试验准确性的因素有哪些?

第五节　传出神经药物对麻醉犬血压的影响

【目的】　①学习麻醉动物急性血压实验的方法。②观察传出神经药物对正常血压的影响,通过药物对犬血压的影响来理解其药理作用与药物之间的相互关系,能根据受体学说初步分析其作用机制。

【原理】　传出神经药物大部分都是通过激动或抑制相应受体而发挥其药理作用,激动剂与抑制剂之间存在相互拮抗的效应。本实验利用直接测定血压的方法,插入颈总动脉的动脉插管与压力换能器构成抗凝密闭系统,从与压力换能器相连的生物信号采集系统可读出血压值。

【材料】　动物:犬,体重 $10\sim15$ kg。

药品:3%戊巴比妥钠(30 mg/kg)、0.01%肾上腺素(10 μg/kg)、0.01%去甲肾上腺素(10μg/kg)、0.001%异丙肾上腺素(2 μg/kg)、0.5%麻黄素(0.5 mg/kg)、1%酚妥拉明(0.5 mg/kg)、0.1%普萘洛尔(0.2 mg/kg)、0.001%氯化乙酰胆碱(1 μg/kg)、0.5%阿托品(0.5 mg/kg)、参附注射液。

试剂:0.4%肝素生理盐水、生理盐水。

主要器材:手术器械一套、注射器、Y形气管套管、犬用动脉套管、输液器、纱布、动脉夹、压力换能器、生物信号采集系统、动物呼吸机,磅秤。

【方法】　取健康犬 1 只,称体重,以 3%戊巴比妥钠 1 mL/kg 腹腔注射麻醉。将犬仰位固定于手术台上,剪去颈部及右侧腹股沟的毛。

在颈部正中线切开皮肤约 10 cm,分离两侧肌肉,露出气管,在气管下穿一粗线,轻提气管,作一倒"T"字形切口,插入气管套管,用线固定,以保持麻醉犬的通气,若时间长,需连接动物呼吸机。在气管一侧的颈动脉鞘内分离出颈总动脉(注意有迷走神经伴行,应将其与颈总动脉分离),在颈总动脉下方近、远心端各穿一根线,远心端结扎,然后用动脉夹夹住近心端,在靠近结扎线处用眼科剪剪一"V"形小口,向心方向插入装有肝素的动脉套管,用线结扎并固定在动脉套管上,动脉套管通过压力换能器连接在生物信号采集系统上。

在右腹股沟处(可扪及股动脉搏动处),纵形切开 3~4 cm 的皮肤,向下分离出股静脉,远心端用线结扎,近心端插入输液器的输液针,用线固定,作输液和给药,打开输液活塞输入 5 mL 生理盐水以检测输液器是否完好,有无漏液。

以上操作完毕后,开启计算机,打开"血压的调节"菜单,选择适当的参数,即可进行实验。

慢慢松开颈总动脉夹,在生物信号采集系统上描记犬正常血压曲线,待曲线稳定后,按下列顺序依次给药。每次给药后,都要输入 3 mL 生理盐水将余药冲入血管内。待药物作用消失后,再给下一个药。给药顺序如下:

(1) 作用于 α 受体与 β 受体的药物:①肾上腺素:0.1 mL/kg 体重。②去甲肾上腺素:0.1 mL/kg 体重。③麻黄素:0.1 mL/kg 体重。④酚妥拉明:0.05 mL/kg 体重。⑤肾上腺素:0.1 mL/kg 体重。

(2) 作用于 β 受体的药物(同时注意观察心率的变化):①异丙肾上腺素:0.2 mL/kg 体重。②普萘洛尔:0.2 mL/kg 体重。③异丙肾上腺素:0.2 mL/kg 体重。

(3) 作用于 M 受体药物:①氯化乙酰胆碱:0.1 mL/kg 体重。②阿托品:0.1 mL/kg 体重。

③氯化乙酰胆碱:0.1 mL/kg 体重。

中药可选用参附注射液 5 mL/kg 体重静脉给药,观察给药后 20 分钟血压变化。

【结果】 截取实验所得血压曲线,并标明血压值、所给药物名称和剂量,反映血压的动态变化,贴入实验报告中(表4-7)。

表4-7 传出神经药物对麻醉犬的影响

编号	药物	剂量(mg/kg)	血压 kPa(mmHg)	
			给药前	给药后
1				
2				
3				
4				
5				
1				
2				
3				
1				
2				
3				

【注意事项】 ①此实验操作容易发生大出血,操作应仔细、小心,避免大出血和损伤神经,特别是在动脉插管时,不可用力牵拉动脉,以免损伤内膜引起凝血。套管插好后,要使套管与颈总动脉保持在一直线上,否则套管尖翘起可戳破动脉而引起大量出血。换能器应与心脏处于同一水平;②所需药物均用生理盐水新鲜配制;③本实验动物可用猫或家兔代替,但家兔对药物耐受性差,可能结果不明显。

【思考题】 ①分析并解释各药对麻醉犬血压的作用。说明本实验的药物对麻醉犬心率的影响及其原理。②用 α 受体阻断剂酚妥拉明后,再用拟肾上腺素药血压有何变化? 试述其原理。③用β受体阻断剂普萘洛尔后,再用拟肾上腺素药血压有何变化? 试述其原理。

第六节 药物对豚鼠离体肠平滑肌的作用

【目的】 ①学习离体平滑肌器官的实验方法。②通过观察拟胆碱药乙酰胆碱和抗胆碱药阿托品对豚鼠肠离体平滑肌的作用,理解自主神经对肠管的支配形式。③通过观察阿托品对乙酰胆碱的量-效曲线的影响,理解竞争性拮抗的特征。

【原理】 肠平滑肌的运动受自主神经的支配,乙酰胆碱可兴奋豚鼠离体肠平滑肌的 M 受体引起肠平滑肌收缩,阿托品则阻断 M 受体,从而减弱或取消乙酰胆碱的作用;阿托品是乙酰胆碱的竞争性拮抗剂,当乙酰胆碱的量增大时阿托品的作用又可被减弱或取消。

【材料】 动物:豚鼠,体重 200~250 g。

药品:氯化乙酰胆碱溶液(ACh)10^{-1} mol/L 溶液倍比稀释、硫酸阿托品溶液 10^{-6} mol/L、10^{-7} mol/L。

试剂:台氏(TPode)液。

主要器材:体重秤、超级恒温器、生理记录仪及压力换能器、麦氏浴槽、"L"形通气管、充气泵或氧气袋、支架、通用杠杆、手术器械、100 μl 移液器、10 ml 注射器。

【方法】

(1)离体肠管制备:取豚鼠 1 只,用木捶猛击枕骨部致昏,迅速剪开颈动脉放血致死,剖腹,暴露并取出十二指肠、空肠及回肠,用注射器抽取台氏液冲洗肠内容物,然后置于通入空气或氧气的盛有冷台氏液之器皿中,沿肠壁剪去肠系膜,最后将肠管剪成 2～3 cm 的小段备用。

(2)安装离体实验装置:将超级恒温器经橡皮管与麦氏浴槽相连,使水温保持在 38±0.5 ℃。将压力换能器与生理记录仪连接(参见图 4-1)。

(3)固定离体肠管:取兔肠一段,两端各穿一线,其中一线固定于"L"形通气管上,放入盛有 10 mL 台氏液的浴槽内,固定"L"形通气管,并将其与充气泵或氧气袋相连,缓慢通入气泡(2 个气泡/秒)。肠管另一端与压力换能器相连,加 1 g 负荷,打开记录仪,稳定 30 分钟后,将走纸速度控制在 20～30 cm/小时,描记肠管正常活动曲线。

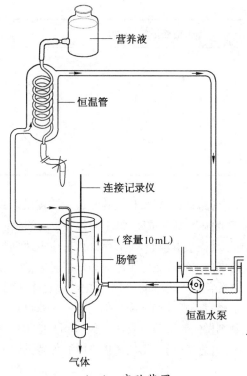

4-1 实验装置

(4)加药:加入药物的浓度应计算为浴槽内的终浓度(当浴槽容积为 10 mL 时,如给予 100 μL 10^{-4} mol/L 的乙酰胆碱溶液时终浓度为 10^{-6} mol/L)。①肠管训练性收缩:用最大收缩浓度 10^{-6} mol/L 的 ACh 使肠肌收缩,当收缩高度平稳后用台氏液清洗,稳定 15 分钟,再用同样浓度的 ACh 使肠肌收缩,再清洗,如此共 3 次后,收缩幅度将趋于稳定。②ACh 的累积曲线:从低浓度 (10^{-9} mol/L)开始加入 ACh,当每次收缩高度达到平稳时累积加入上一个浓度的 ACh 直到最大反应浓度。在低浓度时如果观察数秒肠管如无收缩则加入上一浓度直到最大反应浓度(当收缩达到一定高度再加入上一浓度仍无变化则为最大反应浓度);③阿托品存在时 ACh 同累积曲线:分别加入低浓度阿托品($3×10^{-9}$)、高浓度阿托品($3×10^{-8}$)10 分钟后按②给药步骤加入 ACh。

中药可选用 2.5%杏仁液。

表 4-8 10 mL 浴槽内 ACh 累积投量与终浓度换算表

ACh 溶液浓度(mol/L)	投与量	累积投与量(mol/L)
10^{-7}	0.1 mL	10^{-9}
	0.2 mL	$3×10^{-9}$
10^{-6}	0.07 mL	10^{-8}
	0.2 mL	$3×10^{-8}$
10^{-5}	0.07 mL	10^{-7}
	0.2 mL	$3×10^{-7}$

(续表)

ACh 溶液浓度(mol/L)	投与量	累积投与量(mol/L)
10^{-4}	0.07 mL	10^{-6}
	0.2 mL	3×10^{-6}
10^{-3}	0.07 mL	10^{-5}
	0.2 mL	3×10^{-5}
10^{-2}	0.07 mL	10^{-4}
	0.2 mL	3×10^{-4}

【结果】 以累积投药时最大浓度的收缩高度为100%,计算出 ACh 各浓度的收缩百分率,以横坐标为 ACh 浓度,纵坐标为各浓度的收缩率(%),用坐标纸作出 ACh 的量效曲线。

【注意事项】 ①豚鼠处死后应迅速剖腹,取出肠管置营养液内。肠腔内容物要冲洗干净,肠管周围的组织应去除干净。动作应轻柔,尽量避免牵拉肠管;②浴槽内液体量应根据浴槽大小而定,以覆盖肠管为基准;③不要把药液直接加到回肠上,以免影响结果;④累积投药时要注意当收缩趋于稳定或则开如下降时加入下一个浓度;⑤浴温和肠肌的张力负荷均可影响实验结果;⑥中药粗制剂做体外实验时要注意药物 pH、电解质、鞣质对肠平滑肌的影响。

【思考题】 ①使离体平滑肌保持其收缩功能需要哪些基本条件?②什么是竞争性拮抗?

第五章

作用于心血管系统药理实验

心血管系统药物研究主要包括强心、降压、抗心律失常及抗心肌缺血等药理实验方法。

强心实验方法可分为离体心脏实验法和在体心脏实验法。①离体心脏实验法：经典方法有斯氏法和八木法灌流离体蛙心或蟾蜍心脏、Langendorff 法灌流哺乳类动物离体心脏，近年来，离体乳头肌实验、离体心房肌实验和体外心肌培养实验方法更为常用。②在体心脏实验法：可用蛙、大鼠、兔、猫、犬的在体心脏同步观察药物对心肌收缩力、频率、节律、血压、心电图等影响。

血压的测定有直接测压法（插管法）和间接测压法（大鼠尾动脉测压法、犬颈动脉皮鞘法）。降压药的研究常分为 3 个步骤：①首先观察药物对正常麻醉动物的急性降压作用：将动物麻醉后，直接测量其颈动脉或股动脉的血压。此法简单，但由于与临床实际有距离，所以仅用于初筛。②慢性实验治疗法：用高血压模型动物来观察药物的治疗作用。动物的高血压模型有肾型、神经型、内分泌型和遗传性等，血压测定常采用间接测压法。此法接近临床实际情况，主要用于复试。③降压作用机制研究：通过上述实验证明药物有降压作用后，近一步通过对中枢、神经节、递质、受体、血管平滑肌、水盐代谢等方面试验来分析药物的作用环节。

引起实验性心律失常的方法有：①药物：乌头碱、哇巴因、钡盐、钙盐、氯仿、肾上腺素等。②电刺激法。③结扎冠状动脉法。药物用上述模型进行初筛后，再进一步应用电生理方法和心肌培养技术研究药物作用的分子机制。

抗心肌缺血的实验方法有：①心脏和冠脉血流测定。②心肌氧代谢实验。③药物诱发心肌缺血实验：垂体后叶素、麦角碱、异丙肾上腺素或肾上腺素。④冠状动脉结扎引起心肌梗死实验。⑤心脏灌流实验。

涉及心血管系统药理实验方法研究的常见中药有温里药、平肝息风药、活血化瘀药、补益药和理气药。

第一节　药物对离体蛙心的作用

【目的】　①学习斯氏（Straub）离体蛙心灌流法。②观察药物对离体蛙心收缩强度、节律和心输出量的影响。

【原理】　青蛙或蟾蜍的心脏离体后，把含有任氏液的蛙心套管插入心室，用这种人工灌流的方法保持心脏新陈代谢的顺利进行，以维持蛙心有节律地收缩和舒张。通过生物信号处理系统，记录心脏搏动情况。强心苷在一定剂量下能直接抑制心肌细胞膜上 Na^+，K^+ - ATP 酶的活性，使细胞内游离钙离子增多，产生正性肌力、负性频率作用。

【材料】　动物：蛙或蟾蜍。

药品：5%洋地黄溶液（或 0.1%毒毛旋花苷 G 溶液）。

试剂：任氏液、低钙任氏液（其中 $CaCl_2$ 含量为一般任氏液的 1/4）。

主要器材：手术器械一套、蛙板、探针、工字钉、蛙心插管、蛙心夹、铁支架、双凹夹、长柄木夹、小

39

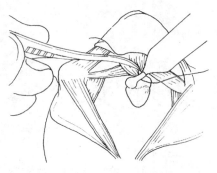

图 5-1 斯氏离体蛙心插管法

烧杯、滴管、棉线、生物信号采集系统、张力换能器。

【方法】 取蛙或蟾蜍1只，用探针毁脑及脊髓，仰卧位固定于蛙板上。正中间剪开胸部皮肤，然后开胸，剪开心包，暴露心脏。在主动脉分叉处下穿一线，打个松结，备结扎插管之用。于主动脉分叉稍上方的左主动脉上剪一"V"形小口，将盛有任氏液的蛙心套管插入主动脉，并通过主动脉球转入左后方左心室，然后将套管用线应结扎固定在套管小钩上（离体蛙心制备见图5-1）。将管内带血的任氏液吸出，以防止血块堵塞套管。心脏搏动时，可见液面随着在管内上下波动。

剪断主动脉，提起心脏。于静脉窦下方将其余血管一起结扎（勿伤及或结扎静脉窦）。分离周围组织使心脏离体，并用任氏液连续换洗直至无血色。将蛙心套管固定于铁架台，用蛙心夹在心舒期夹住心尖部，连接于机械张力换能器并与生物信号采集系统相连，待收缩稳定后开动记录仪。进入"蛙心灌流"界面，选择适当的实验参数，即可进行实验。

记录正常的心脏活动曲线（图5-2），然后按以下顺序加药或试剂，注意观察图形的变化：①换入低钙任氏液。②当心脏收缩显著减弱时，向套管内加入5%洋地黄溶液（或0.1%毒毛旋花苷G溶液）0.2 mL。

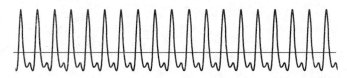

图 5-2 正常心搏曲线

中药可用0.5%的附子水煎醇沉液0.2 mL。

【结果】 剪贴或复制心脏的收缩曲线，再将具体分析平均值填入表5-1。

表 5-1 强心苷对离体蛙心收缩功能的作用

组别	心跳次数(次/分钟)	振幅(mm)	图形比较情况
正常对照组			
低钙任氏液			
强心苷溶液			

【注意事项】 ①本实验青蛙重量最好在50 g以上；②在整个实验过程中应保持管套内液面高度不变，以保证心脏固定的负荷；③在实验过程中，基线的位置、放大倍数、描记速度应始终一致；④为防止血液凝固堵塞蛙心管口，可在任氏液中加入适量抗凝剂肝素。可在1 000 mL任氏液中加入2 mL肝素注射液配制成肝素—任氏液；⑤手术操作时应注意分离并穿线结扎两侧肺静脉和右侧主动脉，防止灌流液溢漏，手术时不要损伤静脉窦，心脏表面经常滴加任氏液，防止组织干燥。

【思考题】 ①强心苷对心脏有什么作用？②由实验结果分析强心苷的作用特点。

第二节 药物抗心律失常作用

【目的】 ①学习药物诱发大鼠心律失常的方法。②观察利多卡因的抗心律失常作用。

【原理】 氯化钡的钡离子能促进浦氏纤维的钠离子内流,提高舒张期的除极速率,诱发室性心律失常,在心电图上表现为室性早搏、室性心动过速、心室纤颤等,从而形成药物性心律失常的动物模型。利多卡因能抑制钠离子内流,对室性心律失常有治疗作用。

【材料】 动物:大鼠,体重 200～300 g。

药品:10%水合氯醛、0.4%氯化钡溶液、0.5%盐酸利多卡因注射液、苦参素注射液。

试剂:150 U/mL肝素生理盐水注射液、生理盐水。

主要器材:大鼠手术台、眼科剪、注射器、止血钳、头皮静脉注射针头、生物信号采集系统(或小动物心电图机),体重秤。

【方法】 取大鼠 1 只,称重,用 10%水合氯醛 3 mL/kg 体重(0.3 g/kg 体重)腹腔注射麻醉后,仰位固定于大鼠手术台。在大腿内侧股动脉搏动处剪开皮肤 2.5 cm,用止血钳钝性分离周围组织。暴露股静脉,在股静脉下放两根线,一根将远端结扎,然后于近心端插入与注射器相连的头皮静脉注射针头(针头内加少量肝素以防凝血),并固定,用于给药。

将引导电极插入大鼠四肢(按信号系统说明书要求插入对应肢体)皮下,接上生物信号采集系统,选择记录心电图选项(如是心电图机,选择振幅 1 mV=1 cm,纸速 50 mm/秒)。先描记一段正常Ⅱ导联心电图后,注入氯化钡 4 mk/kg 体重(0.4%溶液 0.1 mL/100 g 体重),再推入生理盐水 0.5 mL/100 g 体重。立即描记心电图 20 秒,以后每隔 45 秒描记心电图一小段,当出现室性心律失常时推入生理盐水 0.1 mL/100 g 体重,再记录心电图直至恢复窦性心律。取另 1 只大鼠,操作同前当出现心律失常时立即静脉注射盐酸利多卡因 5 mg/kg 体重(0.5%溶液 0.1 mL/100 g 体重),然后按上述要求继续记录心电图。观察两只大鼠心律失常持续的时间,从而评价利多卡因对氯化钡诱发心律失常的治疗作用。

中药可用苦参碱(20 mg/kg 体重),给氯化钡 5 分钟前尾静脉给药。

【结果】 将 2 只大鼠心电图有比较价值的图形进行截取,按下图样式粘贴进行对比。

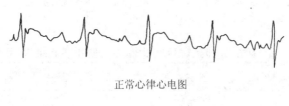

正常心律心电图

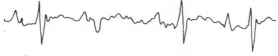

室早心律心电图

图 5-3 正常心电图与室早心电图比较

【注意事项】 ①氯化钡需新鲜配制,快速注射;②因其奏效极快,记录应及时,特别是在推注利多卡因时,因其奏效快,应在开始给药时即可开始描记心电图;③如用心电图机应接地,尽量避免人为因素和金属物品干扰。

【思考题】 对利多卡因的抗心律失常的治疗作用作一初步评价。

第三节　药物抗心肌缺血作用(冠状动脉结扎法)

【目的】　①学习结扎冠状动脉制备心肌缺血(心肌梗死)动物模型的实验方法。②观察硝酸甘油抗心肌缺血的作用,分析其作用及作用机制。

【原理】　结扎动物冠状动脉前降支,可导致该血管供应区域的心肌组织出现缺血坏死。硝酸甘油具有扩张冠状动脉,促进冠脉侧支开放,增加缺血区血液灌注及降低心肌耗氧量等作用,可保护并改善缺血心肌,有效缩小心肌坏死面积。再通过 N-BT(硝基四氮唑蓝)染色,来判断心肌梗死范围的大小。正常心肌细胞内的辅酶酸脱氢酶可还原 N-BT 成暗蓝色,而缺血坏死心肌细胞因缺少上述物质着色浅或不着色。

【材料】　动物:健康家兔,体重 2~3 kg,雌雄各半。

药品:0.5％硝酸甘油片混悬液(1 mg/kg)、1％普鲁卡因、氯化硝基四氮唑蓝(用 pH 7.4 磷酸盐缓冲液新鲜配制成 0.5％N-BT 溶液)、生理盐水、碘酒、75％乙醇。

主要器材:兔手术台、开口器、导尿管、手术剪刀、手术刀、粗剪刀、止血钳、持针器、大弯针、小弯针、小开胸器、20 mL 注射器、0 及 4 号缝合线、体重秤、电子天平。

【方法】　取健康家兔 12 只,称重,随机分为模型对照组及硝酸甘油组,每组 6 只。将动物仰卧位固定,普鲁卡因局部麻醉,常规消毒,切开皮肤,钝性分离组织,沿胸骨左缘剪断第一至第三肋骨,用小开胸器轻轻撑开胸腔切口支撑,可见心包及搏动之心脏。提起心包膜正中,用眼科剪将心包膜前部剪开,用止血钳将左心耳轻轻提取,用持针器将小弯针在冠状动脉前降支根部(距离冠状动脉起始部 3~5 mm)穿一缝合线,并结扎之。随即关闭缝合胸腔、皮肤。将动物放归饲养笼内,此时动物即可自由活动。术后及时给药,模型对照组舌下给予生理盐水 0.2 mL/kg 体重,硝酸甘油组舌下给予0.5％硝酸甘油片混悬液 0.2 mL/kg 体重。24 小时后将动物处死,剖取心脏,用生理盐水洗净,称取全心重量并记录。将心脏横切成 5~8 片,浸入 0.5％氯化硝基四氮唑蓝液中,在 37 ℃水浴中染色 15 分钟。此时心脏未坏死区染成暗蓝色,而坏死区呈现灰黄色。用称重法计算梗死心肌占全心的百分比并与对照组进行比较,用统计学方法检验其差异性。

中药可用 0.35％复方丹参滴丸悬液(35 mg/kg 体重),灌胃给药,每日一次,连续 5 日。

【结果】　结果填入表 5-2。

表 5-2　硝酸甘油抗家兔实验性心肌梗死实验结果($\bar{x}\pm s$)

组别	剂量(mg/kg)	心脏重量(g)	梗死心肌重量(g)	梗死心肌占心脏比例(％)
模型对照组				
硝酸甘油组				

【注意事项】　①宜选用体重 3.5 kg 以上家兔。也可用犬或大鼠(200 g 左右)替代家兔;②所使用动物的体重尽可能接近;③实验前应预先连续给动物灌胃药物至少 3 日以上,以利于观察到阳性结果;④暴露心脏后,用手术刀柄翻转心脏。剪开动物肋骨时,切勿伤及胸膜腔,以防止造成动物肺萎缩;⑤手术过程中,如有出血,应及时结扎止血;⑥结扎冠状动脉时,小弯针切勿穿透心脏壁;⑦可配合使用人工呼吸机,并记录动物心电图。

【思考题】　①硝酸甘油抗心肌缺血的作用机制。②丹参影响心血管系统的有效成分、对心脏的作用以及可能的作用环节或机制。

第四节 药物对豚鼠离体心脏冠脉流量的影响

【目的】 ①学习离体心脏冠脉流量的实验方法。②观察几种药物对豚鼠离体心脏冠脉流量、心率和收缩力的影响。

【原理】 动物的离体心脏在恒温、充氧洛氏液的灌流下,可维持正常搏动,灌流液经主动脉的冠状动脉开口,流入冠状血管,最后经下腔静脉回流至右心房。通过收集下腔静脉的回流量来反映冠状动脉的血流量。

冠状动脉壁发生粥样硬化、血栓可引起心肌血流量及氧减少而诱发心绞痛。药物硝酸甘油、丹参能扩张冠脉。增加冠脉流量;垂体后叶素收缩冠脉,减少冠脉流量;异丙肾上腺素虽增加冠脉流量,但加快心率。增加心肌收缩力,使心肌耗氧量增加。

【材料】 动物:豚鼠,体重 300～400 g。

药品:异丙肾上腺素 10 μg/mL、垂体后叶素 1 u/mL、硝酸甘油 4 mg/100 mL、0.75 g/mL 丹参注射液。

试剂:洛氏液(或 Krebs-Hensleit 液)。

主要器材:体重秤、恒温器、主动脉插管、量杯、培养皿、注射器、剪刀、镊子、铁架台、双凹夹、烧杯、弹簧夹、蛙心夹、充氧的橡皮球胆、离体心脏灌流装置(冷凝管、灌流瓶、心脏保温杯)、记录装置(生物信号采集系统、心脏杠杆、张力换能器)。

【方法】

(1) 调节恒温灌流装置:调节超级恒温器使温度恒定在 37 ℃。泵出的洛氏液打入冷凝管,下端与主动脉插管相连,灌流瓶中不断通以纯氧,使灌流瓶中的洛氏液被氧饱和,调节灌流瓶的灌流面距离主动脉根部 50～60 cm,所有准备工作做好后用弹簧夹将灌流管夹住,见图 5-4。

(2) 离体心脏的制备:取成年豚鼠 1 只,用硬物击后脑致昏并颈动脉放血。迅速剪开胸腔和心包,轻轻提起心脏,保护好心耳。在主动脉分支处剪断主动脉,并剪断其他与心脏连接的血管,取出心脏,立即放入低温(4 ℃左右)洛氏液中并轻轻挤压,尽量排出余血。在升主动脉与肺动脉间穿过一根丝线,在升主动脉最高处剪开一小口,插入主动脉插管结扎固定。打开弹簧夹,使洛氏液由冠脉流经心肌而入右心房,从腔静脉和肺动脉的断端流出。在心脏下置一漏斗,以测定冠脉流量。用蛙心夹夹住心尖,经滑轮连接于记录装置杠杆(或张力换能器),连接生物信号采集系统,描记心脏搏动曲线,记录心率。

(3) 冠脉流量的测定:使心脏适应和恢复 10 分钟后,其冠脉流量、心率及心搏幅度基本稳定。连续测量 3 分钟的每分钟流量,若数量相近,以其平

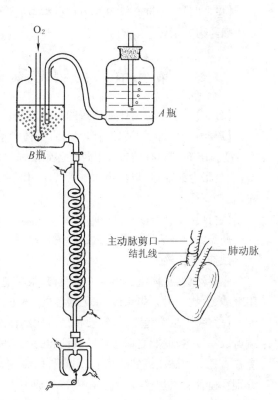

图 5-4 豚鼠离体心脏灌流装置

43

均值作为给药前的正常流量。豚鼠以 10 mL/分钟左右为宜(可根据心脏大小,适当调节灌流压而加以控制)。

(4) 观察药物的作用:从主动脉插管上方之橡皮管注入下述各药,测定给药后 1~10 分钟内每分钟流量,心率及心搏幅度(根据药物作用维持时间的久暂而定),找出其极值,算出给药后流量之最大增减值。每给 1 次药,需待其恢复正常流量后,才给第二种药物。顺序如下:①硝酸甘油注射液 0.2 mL;②垂体后叶素 0.2 mL;③异丙肾上腺素溶液 0.2 mL。

中药可用 0.75 g/mL 丹参注射液 0.4 mL。

【结果】 将实验结果所得的图形剪接并粘贴于实验报告上,将具体平均值填入表 5-3 中。

表 5-3　药物对豚鼠离体心脏冠脉流量的影响

药物	浓度	冠脉流量(mL/分钟)		心率(次/分钟)		心搏振幅(mm)	
		给药前	给药后	给药前	给药后	给药前	给药后
硝酸甘油	mg/mL						
垂体后叶素	u/mL						
异丙肾上腺素	μg/mL						

【注意事项】 ①本实验动物也可采用大鼠或兔心脏;②洛氏液必须用新鲜蒸馏水配制;③摘取心脏的动作要快,仔细,应排空心脏中的余血。同时注意保护心房,勿伤及窦房结;④主动脉插管不能过深,以防损伤主动脉瓣及阻塞冠状动脉入口;⑤灌流液瓶的高度一般应距心肌 60~80 cm,灌流量以 5~8 mL/分钟为宜。灌流液要保持足够的 O_2 和 37 ℃的温度。

【思考题】 ①抗心绞痛的药物有哪些? ②为什么不能以单纯增加心脏冠脉流量作为筛选抗心绞痛药物的指标?

第五节　药物对家兔离体主动脉条的作用

【目的】 ①学习离体动脉条的制备方法。②观察 α 受体兴奋剂和阻断剂对主动脉条的作用。

【原理】 血管平滑肌上有 α 受体,受体激动剂去甲肾上腺素与其结合后引起血管平滑肌收缩,而 α 受体阻断剂具有拮抗去甲肾上腺素对血管的收缩作用。采用离体兔主动脉螺旋条放入营养液中,通过张力换能器,将药物对血管条作用产生的张力变化记录下来,即能反映两种药物对血管的作用。

【材料】 动物:家兔,体重 2 kg 左右。

药品:0.1% 去甲肾上腺素、1% 酚妥拉明、5% 葛根素。

试剂:克氏液。

主要器材:离体组织恒温平滑肌槽、眼科剪、铁架台、双凹夹、蒸发皿、烧杯、手术剪、手术针、医用缝线、生物信号采集系统、张力换能器、体重秤。

【方法】 取家兔 1 只,用硬物猛击枕部昏死。打开胸腔,暴露心脏,找到主动脉。在靠近心脏端剪取一段主动脉,立即置于经氧饱和的 4 ℃ 的克氏液中。仔细剔除血管周围的组织,小心将血管套在直径与动脉相近的玻棒上;用眼科剪将主动脉剪成 2.0~2.5 cm,宽约 3 mm 的螺旋形条片。分别在血管两端用缝线接扎,一端接扎成一圆圈,用于挂在恒温平滑肌槽的"L"形铁钩上,使其垂直地悬于盛有 50 mL 克氏液(37 ℃)的恒温平滑肌槽中,并不断通以 95% O_2 和 5% CO_2 混合气体。动脉条另一端用于接在张力换能器上,再连接至生物信号采集系统,打开计算机。进入"张力"界面,选择适当的实验参数,即可进行实验。标本前负荷 2 g 左右,并在平滑肌槽内稳定平衡 2 小时以上,其间每 30 分钟换营养液 1 次。

待收缩稳定后记录收缩曲线。按下列顺序给药,并描记收缩曲线:①0.1% 去甲肾上腺素 0.2 mL,描记收缩曲线,然后用克氏液冲洗 3 遍。②1% 酚妥拉明 0.2 mL, 15 分钟后,再给去甲肾上腺素剂量同上,描记收缩曲线。

可选用中药,操作同上,加入 5% 葛根素注射液 0.2 mL,记录收缩曲线,观察葛根素对家兔离体主动脉条的作用,作用达高峰后再记录 5 分钟,然后用克氏液冲洗 3 次,待其稳定后恢复到基线再加入 5% 葛根素注射液 0.2 mL, 15 分钟后,再给去甲肾上腺素剂量同上,记录曲线,观察其作用高峰和维持时间。

【结果】　将所得曲线进行剪接,粘贴至实验报告,具体分析填入表 5 - 4 中。

表 5 - 4　药物对离体兔主动脉条的作用

药　　物	浓度(mg/mL)	达峰时间(分钟)	平均张力(g)	维持时间(分钟)
去甲肾上腺素				
酚妥拉明				
去甲肾上腺素+酚妥拉明				

【注意事项】　①血管标本勿用手拿,应用镊子轻夹,操作尽量在克氏液中操作,速度要快,以免失去活性;②试剂、药品均需新鲜配制;③本实验温度应恒定;④向浴槽内通混合气体的通气量为 40～60 个气泡/分钟。

【思考题】　以受体学说理论分析此实验结果有何临床意义?

第六章

作用于呼吸系统药理实验

呼吸系统药物研究主要包括祛痰、镇咳、平喘等药理实验方法。

呼吸系统的主要功能是与外界进行气体交换,吸进氧气、呼出二氧化碳。痰、咳、喘是呼吸系统疾病的主要症状,其药物实验研究主要集中在如何祛痰、止咳、平喘,并解释其有关机制。主要实验方法包括:

1. **祛痰实验方法** 药物的祛痰作用,大多为增加呼吸道分泌液的分泌,使痰液变稀;降低痰液中的黏性成分,使痰的黏度下降或增加呼吸道黏膜上皮细胞纤毛的运动,使痰液易于咳出。常用的方法有气管酚红法、毛细玻管法和气管纤毛黏液流动法。①气管酚红法:常用小鼠或兔,通过给动物腹腔或静脉注入一定量的酚红,可部分地从气管分泌排出,从动物气管中排泌酚红的量,来确定药物的化痰作用;②毛细玻管法:常用麻醉大鼠,用玻璃毛细管插入气管内吸取痰液,以一定时间内吸取痰液量的多少,作为药物排痰效果的评价指标;③气管纤毛黏液运动法:常用家鸽、家兔,以墨汁为标记物(也可用染料、炭粉、软木粒等),观察一定时间内标记物在气管黏膜表面运动距离的长短,判断药物的排痰效果。

2. **镇咳实验方法** 咳嗽多由呼吸道黏膜受刺激而引起,实验常用化学刺激法、电刺激法和机械刺激法制备咳嗽动物模型来观察药物的镇咳作用。①化学刺激法:常用氨水、硫酸、枸橼酸或二氧化硫等刺激性气雾使小鼠或豚鼠吸入呼吸道,刺激呼吸道上皮下的感受器,以引发咳嗽;②电刺激法:以一定强度和频率的电脉冲刺激猫、豚鼠的咳嗽反射传入通路上的任何环节,均可引起咳嗽;③机械刺激法:通过对麻醉猫、豚鼠等动物的气管插管,用猪毛、羽毛之类插入气管,并上下拉动,引发咳嗽。

3. **平喘实验方法** 包括对气管平滑肌松弛法和抗过敏法,分离体实验和整体实验。常用的离体实验有气管螺旋条法、气管容积法;在体实验有喷雾致喘法、肺溢流法等。①气管螺旋条法:将豚鼠离体气管剪成螺旋条状,置于平滑肌浴槽中,观察药物对离体螺旋条的松弛作用;②气管容积法:取豚鼠完整气管段,与毛细玻管相连,通过观察豚鼠离体气管在用药后玻管内液面的升降,判断药物对支气管的舒缩作用;③喷雾致喘法:多用豚鼠(亦有采用小鼠或大鼠),恒压喷雾致喘剂,如组胺和乙酰胆碱,可引起动物"哮喘反应"而抽搐跌倒,观察引起动物"哮喘反应"潜伏期来判断药物平喘作用;④肺溢流法:常用豚鼠进行实验,通过与装置系统相连的气量计记录进入的气量,借以判断药物对支气管平滑肌舒缩的影响。

涉及呼吸系统药理实验方法研究的常见中药有化痰止咳平喘药和理气药。

第一节 药物的祛痰作用

(一) 小鼠气管酚红法

【目的】 ①学习酚红从呼吸道分泌的实验方法。②观察药物对小鼠的祛痰作用。

【原理】 指示剂酚红自小鼠腹腔注射并经腹腔吸收后,可部分地由支气管黏液腺分泌。具有祛痰作用的药物,使支气管分泌液增加,呼吸道黏膜排出的酚红量也随之增多。因而可从药物对气管内酚红排泌量的影响,来观察药物的祛痰作用。

【材料】　动物:小鼠,体重 18～22 g,雌雄各半。

药品:3.33%氯化铵片或远志煎剂 1 g 生药/mL。

试剂:0.5%酚红溶液、5%碳酸氢钠溶液、生理盐水。

主要器材:体重秤、离心机、分光光度计、手术剪、小鼠灌胃器、眼科镊子、注射器、小试管、试管架、蛙板、丝线。

【方法】　取小鼠 20 只,称重,随机分为氯化铵组及正常对照组,每组 10 只,禁食不禁水 8～12 小时后,氯化铵组灌服 3.33%氯化铵 0.3 mL/10 g 体重(0.999 g/kg 体重),正常对照组给等容积蒸馏水。30 分钟后,由腹腔注射 0.5%酚红溶液 0.5 mL/只。30 分钟后,颈椎脱臼处死小鼠,仰位固定于手术板上,剪开颈前皮肤,分离气管,剥去气管周围组织,剪下自甲状软骨至气管分支处的一段气管,放进盛有 3 mL 生理盐水的试管中冲洗,再加入 5%碳酸氢钠溶液 0.1 mL 离心。取上清液,用分光光度计(波长 546 nm)测定吸光度(OD)值,与正常对照组比较,并计算祛痰指数。

$$祛痰指数(\%) = \frac{给药组 \ OD \ 值}{对照组 \ OD \ 值} \times 100\%$$

中药可用远志煎剂 1 g/mL 含生药,灌胃给药 20 g/kg 体重。

【结果】　将实验数据和结果填入表 6-1。

表 6-1　氯化铵对小鼠气管段酚红排泌量的影响($\bar{x} \pm s$)

组别	剂量(g/kg)	动物数(n)	OD(值)	祛痰指数(%)
正常对照组				
氯化铵组				

【注意事项】　①从腹腔注射酚红溶液到处死的时间间隔应严格控制为 30 分钟;②解剖时,须将气管周围组织去除干净,气管段周围如果黏附有血液应立即用滤纸吸净;③用呼吸道冲洗法时,碳酸氢钠溶液用量要准确;④灌洗时动作要轻,7 号针头插入气管不宜太深,以免穿破气管或肺脏,抽推速度也尽可能相同,并尽可能将洗液抽尽;⑤祛痰效果判断以对照组酚红浓度作为 100%,给药组为对照组的 200%有效。或实验组与对照组进行 t 检验,统计结果差别显著者,认为有祛痰作用。

【附注】

(1) 小鼠呼吸道酚红冲洗法:实验动物分组和给药方法等同上,腹腔注射酚红溶液后 30 分钟,小鼠颈椎脱臼处死,仰位固定于手术板上,剪开颈前皮肤,分离气管,于喉头下将磨平的 7 号针头插入气管内约 0.3 cm,用丝线由气管下结扎固定后,用 1 mL 注射器吸取 5%碳酸氢钠溶液 0.5 mL,通过针头来回灌洗呼吸道 3 次,最后 1 次将灌洗液抽出注入试管中。按上述方法连续操作 3 次,冲洗共 9 次,收得灌洗液约 1.0～1.2 mL,置于试管中,离心后取上清液,用分光光度计测定 OD 值,然后从标准曲线查出其酚红排泌量,与空白对照组比较,并进行统计学处理。

(2) 酚红标准曲线的制备:用分析天平准确称取一定量的酚红,以 5%碳酸氢钠溶液溶解,使每 1 mL 含酚红 100 μg。然后依次稀释,配成每 1 mL 含 0.01、0.1、0.5、0.7、1、3、5、10 μg 的溶液,用分光光度计测定 OD 值。以酚红剂量为横坐标,OD 值为纵坐标,制作标准曲线。

【思考题】　根据实验结果,分析氯化铵祛痰作用的机制可能是什么?

（二）家鸽气管纤毛运动法

【目的】 ①学习气管纤毛运动带动墨汁运动的实验方法。②观察药物的祛痰作用。

【原理】 气管内膜布满纤毛上皮，下呼吸道纤毛运动向上，鼻黏膜纤毛运动向后，都朝向咽部，最终或被吞咽，或被咳出，故纤毛运动对呼吸道有保护作用。促进纤毛黏液流运动，可促进痰液的排出。鸽子性情温顺，气管长且壁薄便于观察，在保持离体气管的生理状态下通过观察墨汁在气管黏膜表面运行一段距离所经历的时间，或是在一定时间内运行的距离，就可以了解药物对气管纤毛运动的速度，从而了解药物的祛痰作用。

【材料】 动物：家鸽，体重 300 g 左右。

药品：1 g 生药/mL 氯化铵。

试剂：生理盐水、印度墨汁。

主要器材：体重秤、冷光源、目测微尺、灌胃器、眼科镊、剪刀、4 号注射针头、0.25 mL 注射器、秒表、脱脂棉花。

【方法】 取家鸽 20 只，称重，随机分为氯化铵组及正常对照组，每组 10 只。氯化铵组灌服 1 g 生药/mL、氯化铵 0.1 mL/100 g 体重（1.0 g/kg 体重），正常对照组灌服等容积蒸馏水。给药后 1 小时，在暗室内，手持家鸽颈部拉直与水平面平行，拔除颈部毛，表皮局部用 0.25% 普鲁卡因浸润麻醉，背位固定，沿颈中线切开，剥离气管，将周围软组织分离清楚，使气管自甲状软骨到胸骨段充分暴露，并小心地将气管表面外膜剥离干净。然后从靠心脏端，将 4 号针头（斜面向头）垂直插入气管后，再将针头偏向胸骨端，使针头斜面贴近气管壁，细心地注入约 0.02 mL 印度墨汁，在冷光源下，观察 1 分钟内墨汁向前运动的距离，用统计学方法检验其差异性。

中药可用 1 g 生药/mL 百合固金汤（生地黄 6 g，熟地黄 9 g，麦冬 5 g，百合、炒芍药、当归、贝母、生甘草各 3 g，玄参、桔梗各 2 g）12 g/kg 体重或 1 g 生药/mL 桔梗水煎剂。

【结果】 将实验数据和结果填入表 6-2。

表 6-2　氯化铵对家鸽气管纤毛运动的影响($\bar{x} \pm s$)

组别	剂量(g/kg)	动物数(n)	墨汁移行距离(cm/分钟)
正常对照组			
氯化铵组			

【注意事项】 ①剥离气管时测须小心将气管周围组织和气管表面外膜分离干净，勿伤两侧神经和血管；②家鸽颈部应保持水平面，注入印度墨汁时应小心，针头向下，斜面贴进气管壁。

【思考题】 ①气管黏膜纤毛运动与祛痰的关系怎样？②本实验是怎样通过观察家鸽气管纤毛运动以了解氯化铵百合固金汤的祛痰作用？

第二节　药物的镇咳作用

（一）药物对小鼠氨水引咳的镇咳作用

【目的】 ①学习氨水引咳实验方法。②观察药物的镇咳作用。

【原理】 氨水为化学性刺激物质，吸入呼吸道后可刺激支气管黏膜的感受器，引起咳嗽。镇咳药可因抑制咳嗽中枢或降低呼吸道感受器敏感性而达到镇咳的目的。

【材料】 动物：小鼠，体重 18～22 g，雌雄各半。

药品:0.2%磷酸可待因、1 g/mL桔梗水煎液。

试剂:浓氨水、生理盐水。

主要器材:体重秤、超声雾化器、秒表、橡皮管、500 mL玻璃钟罩、注射器、小鼠灌胃器。

【方法】 取小鼠20只,称重,随机分为可待因组及正常对照组,每组10只。可待因组腹腔注射0.2%磷酸可待因0.2 mL/10 g体重(40 mg/kg体重),正常对照组腹腔注射等容积生理盐水。20分钟后,将小鼠放入玻璃钟罩内,打开通过橡皮管与之相连的超声雾化器,将浓氨水均匀地喷入玻璃钟罩内,喷雾10秒,立即取出小鼠,观察和记录小鼠的咳嗽潜伏期和2分钟内咳嗽次数,用统计学方法检验其差异性。

中药可用1 g/mL的桔梗水煎液,小鼠灌服量为0.2 mL/10 g体重(20 g/kg体重),灌服1小时后接受喷雾。

【结果】 将实验数据和结果填入表6-3。

表6-3 可待因对氨水引咳小鼠的止咳作用($\bar{x} \pm s$)

组 别	剂量(g/kg)	动物数(n)	咳嗽潜伏期(秒)	咳嗽总次数(次/2分钟)
正常对照组				
可待因组				

【注意事项】 ①咳嗽潜伏期是指喷雾氨水开始至发生咳嗽所需的时间。小鼠咳嗽表现以其腹肌收缩(胸缩),同时张大嘴为准,有时可有咳声,需与喷嚏区别,应仔细观察;②每鼠氨水喷雾量要一致。

【附注】 如需定量评价药物的镇咳作用,可逐一测定每只小鼠的喷雾致咳时间,按"上下法"(序贯法)测定全组动物的EDT_{50}(半数小鼠喷雾致咳时间)。

结果判断,一般采用R值来估价药物有无止咳作用和作用强度,凡R值在130%以上者,初步认为该药物有止咳作用;R值在150%以上者,可认为该药物有明显的止咳作用。

$$R(\%) = \frac{\text{给药组 } EDT_{50}}{\text{对照组 } EDT_{50}} \times 100\%$$

(二)药物对豚鼠枸橼酸引咳的镇咳作用

【目的】 ①学习枸橼酸引咳法。②观察药物对豚鼠的止咳作用。

【原理】 枸橼酸为一刺激性较强的化学物质,其气雾吸入后可刺激豚鼠支气管黏膜的感受器,反射地引起咳嗽。止咳药可使上述咳嗽次数减少或完全抑制。

【材料】 动物:豚鼠,体重200 g左右,雌雄各半。

药品:0.25%磷酸可待因、1 g/mL半夏水煎液。

试剂:17.5%枸橼酸、生理盐水。

主要器材:体重秤、超声雾化器、玻璃钟罩、注射器、秒表。

【方法】 取豚鼠20只,称重,随机分为可待因组及正常对照组,每组10只。可待因组腹腔注射0.25%磷酸可待因2 mL/kg体重(5 mg/kg体重),正常对照组腹腔注射等容积的生理盐水,30分钟后,将豚鼠放入2~4 L容积的玻璃钟罩内,以600 mmHg恒压将17.5%枸橼酸通过玻璃喷头均匀地喷入钟罩内(玻璃喷头的气流速度为15 L/分钟),喷雾1分钟,记录各豚鼠5分钟内的咳嗽次数,用统计学方法检验其差异性。

中药可用半夏水煎液20 g/kg体重,灌胃给药,30~60分钟后进行上述实验。

【结果】 将实验数据和结果填入表6-4。

表6-4　可待因对枸橼酸引咳豚鼠的镇咳作用($\bar{x} \pm s$)

组　　别	剂量(g/kg)	动物数(n)	5分钟内咳嗽次数
正常对照组			
可待因组			

【注意事项】 ①豚鼠的咳嗽声音响亮,以听到的计算;②豚鼠应预先挑选,5分钟内咳嗽次数少于10次者弃除。

第七章

作用于消化系统药理实验

消化系统的基本生理功能是摄取、传输、消化、吸收和排泄,是在神经与体液调节下完成的。任何环节发生障碍,均可影响消化过程的正常进行,甚至导致一系列病理变化。消化系统实验研究集中于讨论如何纠正这些异常变化,并解释其有关机制。消化系统药物研究主要包括消化器官运动实验、消化器官分泌实验、抗胃和十二指肠溃疡、抗实验性肝损伤、利胆等药理实验方法。

1. 消化器官运动实验方法 ①离体器官运动实验:采用豚鼠、大鼠、家兔的离体胃、肠、胆囊等器官的肠段或肌片为材料(大鼠无胆囊),在恒温及充氧的营养液中通过拉力传感器与生理记录仪连接,描记肌纤维的收缩和舒张功能。采用离体肠管法观察药物对肾上腺素能、胆碱能、组胺类、前列腺素类的拟似药和拮抗药以及氯化钡等药物致肠肌张力变化的影响,分析药物的作用机制。②在体器官运动实验:胃排空,肠推进动力实验,压敏传感器贴壁法测定平滑肌组织的舒缩运动,以及生物电研究消化器官电生理变化等方法;测定药物对大鼠胃肠激素及肠神经递质,研究药物促进肠运动的机制;采用膜片钳技术考察药物对大鼠小肠 Cajal 间质细胞起搏电流的影响,研究胃肠动力机制。

2. 消化器官分泌实验 通过插管或造瘘等方法收集胃液、肠液、胰液及胆汁,然后对上述消化液进行分析。胃酸测定可用酸碱滴定法或酸度计测定法,胃蛋白酶测定可用凝乳法、麦特(Mett)毛细玻管法、Hmon-Mimhy 改良法等,糜蛋白酶测定可用分光光度法、合成多肽法等。

3. 抗胃和十二指肠溃疡溃疡实验 通过建立实验性溃疡模型,观察药物对胃黏膜损伤的保护作用。引起实验性溃疡的方法有 Shay 幽门结扎型、应激型、乙酸损伤型、药物(吲哚美辛、阿司匹林、组胺、半胱氨酸)诱发型等。同时还可测定胃组织中相关活性物质的含量,如前列腺素、氨基己糖、cAMP、5-羟色胺、组胺等物质。

4. 抗实验性肝损伤 ①急性中毒性肝炎、肝坏死模型:四氯化碳型、硫代乙酰胺型、D-氨基半乳糖型。②脂肪肝、肝纤维化、肝硬化模型:乙硫氨酸型,高脂肪低蛋白质低胆碱饮食或使食物中缺乏某些营养物质(如胱氨酸、甲硫氨酸、维生素 E 等)后再给予乙醇和四氯化碳等复合型模型。③阻塞性黄疸模型:n-萘异硫氰酸酯或胆管结扎均可致胆汁郁积型黄疸模型。④免疫性肝损伤模型:取异种或同种动物的肝提取物作为抗原免疫纯系小鼠可制备该模型。检测的指标有血清或肝脏 AST、ALT 活性,P450 活性,肝糖原、血清总蛋白、白蛋白含量,血 NH_3、胆红素浓度等。作为抗脂肪肝、肝硬化药物,还可检测肝脏胶原蛋白含量、凝血酶时间等,同时可进行病理组织学观察。机制研究可进行活性代谢产物的形成、谷胱甘肽的耗竭、线粒体蛋白的烷化和过氧化亚硝酸盐的形成。

5. 利胆实验 正常大鼠的胆汁流量测定,离体胆囊肌片舒缩活动描记、整体动物的胆道内压测定,由细菌造成化脓性胆管炎后对模型动物的胆汁流量、胆汁成分含量、Oddi 氏括约肌张力等指标进行测定,对胆石标本进行胆固醇、钙、胆红素等成分的含量测定等。

涉及消化系统药理实验方法研究的常见中药有泻下药、理气药、温里药、补气健脾药。

第一节　药物对小鼠胃肠运动的影响

(一)药物对小鼠胃排空的影响

【目的】　①学习小鼠胃排空的实验方法。②观察药物对动物胃排空功能的影响。

【原理】　胃排空是指胃内食糜由胃排入十二指肠的过程。进食后近端胃可通过迷走神经调节而出现受容积性舒张,起到暂时容纳与储存食物的作用,然后通过缓慢持续地收缩,压迫其内容物向胃窦方向移动,再依赖胃窦收缩及胃和十二指肠协调运动而排空。通过观察胃动力药多潘立酮及健脾行气药枳术丸对小鼠定量灌服营养性半固体糊剂后的胃内残留率,可了解药物对胃排空运动的影响。

【材料】　动物:小鼠,体重 18～22 g,雌雄各半。

药品:1 mg/mL 多潘立酮混悬液。

营养性半固体糊剂:16 g 奶粉、8 g 葡萄糖、8 g 淀粉,搅拌均匀,加以蒸馏水至 300 mL 搅拌均匀。

主要器材:手术器械、小烧杯、小鼠灌胃器、电子天平、体重秤。

【方法】　取小鼠 20 只,称重,随机分为多潘立酮组及正常对照组,每组 10 只,禁食不禁水 18 小时后,多潘立酮组灌胃多潘立酮混悬液 0.2 mL/10 g 体重(20 mg/kg 体重),正常对照组给予等容积蒸馏水,50 分钟后各组均灌胃给予营养性半固体糊 0.6 mL/只。20 分钟后脱颈椎处死动物,剖开腹腔,结扎胃贲门和幽门后,取胃,用滤纸拭干后称全重,然后沿胃大弯剪开胃体,洗去胃内容物后拭干,称净重。以胃全重和胃净重的差值为胃内残留物重,胃内残留物重占所灌半固体糊的重量百分比为胃内残留率。

$$胃中残留率(\%)=\frac{胃中残留物重量}{所灌半固体糊重量}\times100\%$$

实验结束后合并全班数据作统计,计算各组胃中残留率的平均数($\bar{x}$)和标准差(s),用统计学方法检验其差异性。

中药可用枳术丸水煎剂组灌胃给药 0.2 mL/10 g 体重(20 g/kg 体重),按上述方法进行操作。

【结果】　将实验数据和结果填入表 7 - 1。

表 7 - 1　多潘立酮对小鼠胃排空的影响($\bar{x}\pm s$)

组别	剂量(g/kg)	动物数(n)	胃中残留率(%)
正常对照组			
多潘立酮组			

【注意事项】　①实验前小鼠必须严格禁食 18 小时,最好将小鼠置于能漏出粪便的代谢笼内;②解剖分离胃体的部位应尽量仔细,以免胃内容物漏出影响实验结果;③如果观察浓度较大中药煎剂的作用,要注意药物残留也会影响实验结果;④胃内容物的性状与化学成分均可影响胃排空和速度。

【思考题】　①多潘立酮的主要药理作用有哪些?其促进胃排空的作用机制是什么?②从药理学的角度解释枳术丸组为什么常用于功能性消化不良的治疗?

（二）药物对小鼠小肠运动的影响

【目的】 ①学习用炭末推进法测定动物小肠运动的实验方法。②观察 M 受体阻断药阿托品和泻下药芒硝、生大黄、炙大黄对小肠运动的影响。

【原理】 消化管内容物的移动速度与胃排出时间、小肠的运动及消化管内容物的流动性有关。小肠的运动受肠神经及外来神经的控制，当机械性和化学性刺激作用于肠壁感受器时，可通过局部的壁内反射而引起小肠蠕动增加，副交感神经兴奋时可增强小肠运动，交感神经兴奋则产生抑制作用。因服炭末在肠道不被吸收，以炭末作为指示剂，测定在一定时间内炭末在肠道的推进距离，可观察药物对小肠推进的影响。

【材料】 动物：小鼠，体重 18～22 g，雌雄各半。

药品：用含有 2％阿拉伯胶的水溶液制成含 10％活性炭末的混悬液、生理盐水、硫酸阿托品。

主要器材：手术剪、眼科镊、直尺、注射器、灌胃针、体重秤。

【方法】 取小鼠 20 只，称重，随机分为正常对照组及硫酸阿托品组，每组 10 只，禁食不禁水 12 小时后，正常对照组灌胃等容积蒸馏水，硫酸阿托品组皮下注射阿托品（10 mg/kg）。30 分钟后各组均灌胃给予 10％的炭末混悬液 0.6 mL/只。15 分钟后脱颈椎处死动物，剖开腹腔，分离小肠系膜，剪取上端至幽门，下端至回盲部的肠管，轻轻将小肠拉直，准确量取小鼠幽门至炭黑推进前沿的长度以及小鼠小肠总长，按下式计算推进百分率。

$$炭末推进率(\%)=\frac{炭末从幽门部到推进前沿的移动距离}{小肠总长}\times100\%$$

实验结束后合并全班数据作统计，计算各组炭末推进百分率的平均数（$\bar{x}$）和标准差（s），用统计学方法检验其差异性。

中药可用 10％芒硝水溶液 2 g/kg 体重、50％生大黄水煎溶液 10 g/kg 体重、50％炙大黄水煎溶液 10 g/kg 体重，灌胃，按上述方法进行实验。

【结果】 将实验数据和结果填入表 7-2。

表 7-2 硫酸阿托品对小鼠小肠运动作用的影响（$\bar{x}\pm s$）

组别	剂量(g/kg)	动物数(n)	炭末移动距离(cm)	小肠全长(cm)	炭末推进率(％)
正常对照组					
硫酸阿托品组					

【注意事项】 ①给药至处死动物的间隔以及处死至取出肠管的时间必须一致；②剪取肠系膜、肠管以及拉直肠管时动作轻柔，不可用力牵拉；③当因禁食不完全肠道内可能出现食物残留或与药物颜色难于分辨时，可剪破一点肠管，挤出肠内容物，炭末为黑色颗粒状，食物等残留则为褐色软糊状，加以区别；④生大黄煎煮时间需控制在 10 分钟内。

【思考题】 ①根据泻下作用机制中药泻下药可分为几类？代表药物分别是什么？②阿托品的药理作用、临床运用及不良反应是什么？

（三）药物对家兔在体胃肠运动的影响

【目的】 ①学习在体胃肠运动的实验方法。②观察胆碱酯酶抑制剂新斯的明和泻下方剂大承气汤对家兔胃肠运动的影响。

【原理】 胃以蠕动的方式对胃内食物进行机械性消化，再将食糜排入十二指肠，小肠通过分节运动与蠕动使肠内容物得到充分混合并被推向肠的远端。将肠运动换能器直接缝在胃壁或肠壁上,能把胃肠运动时平滑肌张力的变化和运动的频率客观地记录下来。

【材料】 动物:家兔,体重 2～2.5 kg。

药品:0.1 mg/mL 新斯的明。

试剂:25%乌拉坦溶液、生理盐水。

主要器材:手术器械、胃肠运动换能器、生物信号采集系统、家兔手术固定台、注射器、纱布、缝合针线、体重秤。

【方法】 取家兔 12 只,称重,随机分为正常对照组及新斯的明组,每组 6 只,禁食不禁水 18 小时。用乌拉坦按 4 mL/kg 体重耳缘静脉缓慢注入,麻醉后将兔背位固定于家兔手术固定台,在兔右下腹回盲部作一 3～4 cm 切口,止血后暴露回盲部 4～5 cm 的回肠段,将胃肠运动换能器按与环行肠平行的方向固定于回肠。换能器的信号输入端与生物信号采集系统相连接。描记回肠收缩的胃肠运动换能器装置固定后稳定 30 分钟,先记录正常回肠收缩曲线,给药组腹腔注射新斯的明(0.1 mg/kg 体重),正常对照组给予等容积生理盐水,观察 2 小时内回肠收缩曲线的变化。比较收缩频率和收缩幅度的变化,每分钟的波动次数为收缩频率,上下波动的距离为收缩幅度。用统计学方法检验其差异性。

中药可用大承气汤(大黄 12 g、厚朴 15 g、枳实 12 g、芒硝 9 g,水煎成 100 mL,纱布过滤),按 5 g/kg 十二指肠给药。

【结果】 将实验数据和结果填入表 7-3。

表 7-3 新斯的明对家兔在体胃肠运动的影响($\bar{x}\pm s$)

组别	剂量(g/kg)	收缩频率(次/分钟)		收缩幅度(cm)	
		给药前	给药后	给药前	给药后
正常对照组					
新斯的明组					

【注意事项】 ①缝合固定胃肠运动换能器时尽量避免过度损伤胃肠管,固定方向与胃肠走向平行;②手术以钝性分离为主,减少出血。

【思考题】 ①在体实验与离体实验各有什么优缺点? ②新斯的明的药理作用及临床应用。

第二节 药物的抗胃溃疡作用

(一) 药物对大鼠胃黏膜的保护作用

【目的】 ①学习复制大鼠急性胃溃疡模型的实验方法。②观察药物对胃黏膜的保护作用。

【原理】 乙醇可通过减少胃黏膜中前列腺素、氨基己糖含量,降低胃黏膜血流量,减少胃黏膜跨膜电位差,破坏主细胞减少黏液分泌,引起胃黏膜微循环障碍等,从而破坏了胃黏膜屏障的完整性导致溃疡。观察药物对乙醇所致急性胃黏膜损伤的保护程度,可了解药物对胃黏膜的保护作用。

【材料】 动物:大鼠,体重 200～250 g。

药品:西咪替丁。

试剂:无水乙醇、1%甲醛溶液、生理盐水。

主要器材:大鼠固定板、大鼠灌胃器、注射器、手术器械、直尺、体重秤。

【方法】 取大鼠 30 只,称重,随机分为西咪替丁组、正常对照组及模型对照组,每组 10 只,禁食不禁水 24 小时后,正常对照组及模型对照组灌服等容积 5%阿拉伯的水溶液,西咪替丁组灌服西咪替丁 0.1 g/kg 体重,1 小时后除正常对照组外每只大鼠灌服无水乙醇(1 mL/100 g 体重),1 小时后处死动物,取胃,结扎贲门,由幽门注入 1‰的甲醛溶液 10 mL,结扎幽门,再将胃浸泡于 1‰甲醛溶液中 10 分钟,以固定胃内外层。沿胃大弯剪开胃,用自来水轻轻冲洗去胃内容物,将胃平展在玻璃板上,用棉球轻轻拭去附挂于胃黏膜上的血丝,观察腺胃部的胃黏膜损伤程度,可见黏膜充血、水肿、纵行深褐色条索状溃疡。将每只大鼠所有损伤长度的总和作为该大鼠的溃疡指数。也可用打分的半定量方式表示溃疡指数:瘀血点为 1 分,线状痕血长度小于 1 mm 者为 2 分,1~2 mm 者为 3 分,3~4 mm 者为 4 分,大于 5 mm 者为 5 分,全胃分数的总和为该鼠的溃疡指数,以下列公式计算溃疡抑制百分率和溃疡发生百分率。用统计学方法检验其差异性。

$$溃疡抑制率(\%)=\frac{对照组溃疡指数-给药组溃疡指数}{对照组溃疡指数}\times100\%$$

$$溃疡发生率(\%)=\frac{形成溃疡动物数}{实验动物数}\times100\%$$

中药可用木香丙酮提取物 20 g/kg 体重(用 5 倍量丙酮浸泡木香 24 小时,浸泡期间振摇数次,过滤,滤液挥尽丙酮后,将提取物用 2%阿拉伯树胶及蒸馏水研磨,制成 1 g/mL 木香药液),痛泻要方水煎液 24 g/kg 体重(炒白术 40 g、炒白芍 32 g、炒陈皮 19 g、防风 29 g,水煎成 100 mL,纱布过滤,滤液用适量阿拉伯树胶混悬即得)。

【结果】 将实验数据和结果填入表 7-4。

表 7-4 西咪替丁对大鼠乙醇型黏膜损伤的影响($\bar{x}\pm s$)

组 别	剂量(g/kg)	动物数(n)	溃疡指数	溃疡抑制率(%)	溃疡发生率(%)
正常对照组					
模型对照组					
西咪替丁组					

【注意事项】 ①胃黏膜损伤程度与乙醇浓度及灌服时间有关;②应注意给药时间和处死时间的准确。

【思考题】 胃黏膜屏障保护药有哪些?

(二)药物对大鼠胃液分泌的影响

【目的】 ①学习大鼠胃液收集及成分分析的方法。②观察组胺及 H_2 受体阻断药对大鼠胃液分泌量以及胃液成分的影响。

【原理】 胃液分泌的异常是引起消化性溃疡、胃炎和食欲不振的主要因素。在抗消化性溃疡药物作用机制的研究及评价抑制胃酸分泌药时,常进行胃液分泌的测定。本实验通过收集胃液,并以酸碱滴定法测定胃酸含量的方法了解组胺增强胃酸分泌及 H_2 受体阻药西咪替丁抑制胃液分泌的作用。利用胃蛋白酶分解血红蛋白生成酪氨酸,再用酚试剂的显色反应测定酪氨酸含量,从而间接计算胃蛋白酶活性。

【材料】 动物:大鼠,体重 200~250 g。

药品:2%组胺、西咪替丁注射液。

试剂:10%水合氯醛溶液、0.01 mol/L 氢氧化钠溶液、酚红指示剂、0.2 mol/L 及 0.3 mol/L 盐酸溶液、牛血红蛋白、0.1%硫柳汞溶液、5%三氯醋酸溶液、0.5 mol/L碳酸钠溶液、福林-酚试剂（Folin-phenot reagent）、血红蛋白基质液、L-酪氨酸。

主要器材：体重秤、注射器、手术器械、手术用缝合线、酸碱滴定管、精密 pH 试纸（pH0.5～5.0）或酸度计、刻度离心管、磁振荡器、电热恒温水浴箱、分光光度计或酶标仪。

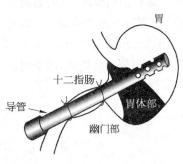

图 7-1 导管插入示意图

【方法】 取大鼠 30 只，称重，随机分为西咪替丁组及模型对照组，每组 10 只。西咪替丁组 0.5 mL/100 g 腹腔注射西咪替丁（30 mg/kg），模型对照组腹腔注射等容积生理盐水，然后用水合氯醛（3 mL/kg，腹腔注射）麻醉，打开腹腔，从十二指肠向胃内插入导管并固定（图 7-1）。用注射器由导管向胃内注入 3 mL 生理盐水冲洗胃内容物，抽出冲洗液，弃去，如此反复冲洗 3 次。用注射器由导管向胃内注入 3 mL 生理盐水，保留于胃内，30 分钟后抽出，测定胃液量、胃液总酸度及总酸排出量。腹腔注射组胺（20 mg/kg），分别测定 30、60、90 分钟时的胃液量、胃液总酸度及总酸排出量。用精密 pH 试纸（pH0.5～5.0）或酸度计测胃液 pH。

（1）胃液总酸度及总酸排出量测定：取上清胃液 1 mL，加酚红指示剂 1 滴，用 0.01 mol/L 氢氧化钠滴定，直至胃液先呈黄色再转为红色为终点，记录用去的氢氧化钠溶液量，计算胃液总酸度和每小时总酸排出量。

$$总酸度（mol/L）＝消耗的氢氧化钠量$$
$$1 小时总酸排出量（mol/L）＝总酸度×胃液量/2$$

（2）胃蛋白酶活性测定：采用改良安宋（Anson）法。先将待测的胃液用 0.04 mol/L 的盐酸溶液稀释 50 倍，再按下列步骤操作。

表 7-5 胃蛋白酶活性测定操作步骤

试 剂	测定管（mL）	对照管（mL）
37 ℃稀释胃液	0.5	0.5
37 ℃血红蛋白基质液	2.0	—
混匀后置 37 ℃水浴中准确 10 分钟 5%三氯醋酸 振荡混匀，室温放置 30 分钟	5.0	5.0
37 ℃血红蛋白基质液 振荡摇匀	—	2.0
上清液 Na$_2$CO$_3$ 酚试剂		
迅速混匀，室温下放置 60 分钟		

各管在 640 nm 波长比色，蒸馏水校正零，读取光密度，查 L-酪氨酸标准曲线（将 L-酪氨酸用 0.2 mol/L 盐酸溶液稀释成不同浓度，加 Na$_2$CO$_3$ 及酚试剂呈显色反应后比色绘制），按下列公式计算胃蛋白酶活性。用统计学方法检验其差异性。

胃蛋白酶活性(每分钟 μg 酪氨酸/mL 胃液)=(测定管查标准曲线读数-对照管查标准曲线读数)×75

【结果】　将实验数据和结果填入表 7 - 6。

表 7 - 6　西咪替丁与组胺对大鼠胃液分泌的影响($\bar{x}\pm s$)

组别	动物数 (n)	胃液量 (mL)	总酸度 (mmol/L)	总酸排出量 (每小时 mmol/L)	胃蛋白酶活性 (每分钟 μg/mL)
模型对照组					
西咪替丁组					

【注意事项】　①收取胃液的导管不要触及胃壁以免影响胃液的收集;②每次抽取胃液后立刻注入 2 mL 的生理盐水以保证下次胃液的收集;③光密度若读数在 0.5 以上时,可将测定管加温时间缩短为 5 分钟所得结果乘以 2;④实验中所用蛋白底物也可用牛血清白蛋白或酪蛋白。

【附注】

(1) 福林 - 酚试剂:取 10 g 钨酸钠($Na_2WO_4 \cdot 2H_2O$)和 2.5 g 钼酸钠($Na_2MoO_4 \cdot 2H_2O$)溶于 70 mL 水中,然后加 5 mL 磷酸和 10 mL 浓盐酸,回流 10 小时,然后加 15 g 硫酸锂、5 mL 水和 1 滴溴,开口煮沸 15 分钟,驱除过剩的溴,放冷,稀释至 100 mL,临用时加 2 倍水稀释即可。

(2) 血红蛋白基质液:取 0.1%硫柳汞溶液 2.5 mL,用蒸馏水稀释至 100 mL,再溶解纯化的血红蛋白粉剂,使成 2.5%血红蛋白原液,离心沉淀后取上清液贮存 4 ℃冰箱中。临用时取血红蛋白原液与 0.3 mol/L 盐酸按 4 : 1 比例混合,即为血红蛋白基质液。

【思考题】　①抑制胃酸或胃蛋白酶分泌的药物有哪些?作用机制分别是什么?②简述组胺的药理作用及临床应用。

第三节　药物对大鼠胆汁流量的影响

【目的】　①学习收集麻醉大鼠胆汁的实验方法。②观察利胆药物对大鼠胆汁流量的影响。

【原理】　胆汁由肝细胞持续分泌,储存于胆囊,在脂肪的吸收与消化过程中起重要作用,胆汁分泌与排泄障碍可引起消化系统症状,高浓度的胆盐是强烈的致炎物质,形成早期的化学性炎症,为细菌入侵引起急性感染提供有利条件。大鼠无胆囊,其肝脏分泌的胆汁经肝管、胆总管直接进入十二指肠。通过观察利胆药去氢胆酸及理气药青皮对胆汁流量变化的影响,能客观地反映肝脏分泌胆汁的能力。

【材料】　动物:雄性大鼠,体重 200 g 以上。

药品:2%去氢胆酸钠溶液。

试剂:10%水合氯醛溶液、生理盐水。

主要器材:体重秤、手术剪、眼科剪、眼科镊、胆汁引流管(直径 1 mm 塑料管)、带刻度的小试管、大鼠手术固定板、注射器、纱布。

【方法】　取大鼠 30 只,称重,随机分为去氢胆酸钠组及正常对照组,每组 10 只,禁食不禁水 12 小时。各组大鼠以水合氯醛(3 mL/kg 体重)麻醉,仰位固定,开腹后在右上腹找到胃幽门部,以幽门部为标志,翻转十二指肠,即可见到白色的十二指肠乳头部,从乳头部追踪到胆总管,用眼科镊将覆盖在表面的被膜剥离少许以暴露出胆总管,结扎下端。然后在接近十二指肠开口处的胆总管,向肝脏方向剪"V"形小口,将胆汁引流管插入胆总管,准确插入后可见淡黄色液体顺管流出,结扎固定,手术后用止血钳夹闭腹腔,以生理盐水湿润的纱布覆盖夹闭部位,稳定 10 分钟后,用带有刻度的小试管收集胆汁 30 分钟作为给药前的胆汁流量,之后去氢胆酸钠组与正常对照组由十二指肠分别给予 2%去氢胆酸钠(0.2 g/kg)及同容量的蒸馏水,给药后每 30 分钟收集胆汁 1 次,共 3次,记录胆汁流量,并计算给药后胆汁流量增加百分率。用统计学方法检验其差异性。

$$胆汁流量增加率(\%) = \frac{给药后胆汁流量 - 给药前胆汁流量}{给药前胆汁流量} \times 100\%$$

中药可用 2 g/mL 青皮水煎液 20 g/kg,十二指肠给药。

【结果】 将实验数据和结果填入表 7-7。

表 7-7 去氢胆酸钠对大鼠胆汁流量的影响($\bar{x} \pm s$)

组别	剂量 (g/kg)	动物数 (n)	药前胆汁流量(mL) 30 分钟	药后胆汁流量(mL) 30 分钟	60 分钟	90 分钟	胆汁流量增加率(%) 30 分钟	60 分钟	90 分钟
正常对照组									
去氢胆酸钠组									

【注意事项】 ①大鼠胆总管直径仅 0.5~1.0 mm,应选择合适的插管。由于胆汁流量的差异较大,故常用自身前后比较的方法;②由于体内雌激素水平会影响胆汁流量及胆汁中成分的比例,最好选用雄性大鼠;③巴比妥类药物可增加胆汁分泌和胆酸等物质的含量,故一般不用于该实验的动物麻醉;④胆总管切口应接近十二指肠壶腹部,插管顶端应接近肝脏。

【思考题】 利胆药的作用方式有哪些? 分别有哪些代表药物?

第八章

作用于泌尿和生殖系统药理实验

泌尿及生殖系统药物研究主要包括利尿、抗利尿、影响肾功能（肾小球滤过率、肾小管对离子转运、肾血流量等）、影响性腺及性激素样功能、影响子宫功能等药理实验方法。

泌尿系统的基本生理功能是将体内代谢过程中所产生的产物（如尿素、尿酸、无机盐等）以及毒物通过尿的形式排出体外。生殖系统的功能是产生生殖细胞，繁殖新个体，分泌性激素和维持副性征。由于两者在个体发育上有共同起源，在执行各自的功能时也有某些联系，例如部分尿道兼有输精管道的作用，有时也统称为泌尿生殖系统。泌尿生殖系统中任何环节发生障碍，均可影响肾脏的排泄及生殖功能。泌尿生殖系实验研究集中于讨论如何纠正这些异常变化，并阐释其有关作用机制。主要实验方法包括：

1. 利尿实验　主要有代谢笼实验法、导尿管集尿法等方法，测定一定时间内尿液的排出量。①代谢笼实验法，用代谢笼收集小动物尿液 24 小时，适用于大鼠及小鼠，本方法实验时间较长，优点是在生理状态下或接近生理状态下进行实验，结果较为可靠。为了减少尿液的蒸发和粪便的污染，可用特殊的集尿装置或用滤纸吸着尿液加以称重，用此类方法时，实验环境（温度、湿度）的影响较大，应予控制，室温以 20 ℃ 为宜。利尿实验时常先给动物水负荷。②导尿管集尿法，选用雄性犬、家兔或大鼠，先给予水负荷，背位固定于手术台，将已用液体石蜡润滑过的导尿管自尿道轻轻经膀胱括约肌插入膀胱，导尿管下接量筒，收集一定时间内的尿量。在观察尿液排出量的同时，也可取不同时间段的尿液进行离子（如 Na^+、K^+、Cl^-）的含量检测，进一步了解药物的作用部位。

2. 抗利尿实验　主要有蟾蜍离体膀胱实验法和生物检定实验法。前者主要测定药物体外对蟾蜍膀胱通透性的影响，实验宜在夏秋季进行（因为蟾蜍膀胱的反应性受季节性影响较大），后者按 Ginsburg 及 Heller 法实验。

3. 肾功能实验　方法较多，主要有①肾清除率测定法（测定肾脏对血液里某物质的清除能力，如菊糖、对氨马尿酸等）。②截流分析实验法（分析肾小管各段运动功能）。③肾小管微穿刺实验法（分析肾小管不同节段离子的转运情况，探明药物的作用部位）。④肾脏生化检验法（检验血液中蛋白质的代谢产物，如尿素和肌酐）。⑤放射性肾图检查法（检查肾脏供血情况、肾小管分泌功能及输尿管通畅情况）。

4. 性腺及性激素样功能实验　方法主要有子宫重量法、阴道上皮细胞角化实验、子宫水摄取测定法、精液囊（前列腺）重量法、性激素（血浆雌二醇、睾酮）测定法、睾丸 cAMP 含量测定法等，评价药物对性腺的功能及性激素分泌的影响。

5. 子宫功能实验　主要包括离体和在体子宫平滑肌实验，观察药物对子宫收缩活动的影响。离体子宫平滑肌实验较常采用，动物可选用小鼠、大鼠、豚鼠和兔。离体子宫平滑肌所需营养液为 De Jalon's 液。加入测试中药应注意杂质及所含无机离子的干扰而产生假阳性结果。中药粗提取物至少应用其醇提取液进行离体试验，也可采用含药血清试验。

涉及泌尿和生殖系统的药理实验方法研究的常见中药主要有利水渗湿药、平肝息风药、理气药、活血化瘀药和补益药。

第一节　药物对家兔尿量的影响

【目的】　①学习利尿实验方法,熟悉测定尿液中钠、钾、氯离子含量的方法。②观察药物对家兔利尿作用的影响及对尿中钠、钾、氯离子含量的影响。

【原理】　①采用家兔导尿管集尿法测定家兔的尿量。将导尿管插入家兔的膀胱内,尿液通过导尿管收集在烧杯或量筒内,通过测量单位时间内尿量多少来反映药物的利尿作用。②尿液中Na^+、K^+的浓度测定采用火焰光度法。Na^+、K^+经过火焰激发后,可发出特异性光谱,钠的波长为 589 nm,钾的波长为 767 nm,溶液中金属离子浓度越高,发射光越强。火焰光度计利用光电管及检流计测定光的强度,被测离子的浓度与检流计读数成正比。将已知含量的标准液与待测样品液对比,即可算出其离子浓度。③Cl^-浓度测定采用硝酸银法。用硝酸银试剂将尿液中的氯离子沉淀为氯化银。如硝酸银略有过量,便与铬酸钾作用,成形橘红色的铬酸银。其反应式如下:

$$NaCl + AgNO_3 \longrightarrow AgCl\downarrow + NaNO_3, 2AgNO_3 + K_2CrO_4 \longrightarrow AgCrO_4\downarrow + 2KNO_3$$

【材料】　动物:家兔,雄性,体重 1.5 kg 以上。

药品:3%戊巴比妥钠溶液、1%呋塞米、50%葡萄糖盐水。

试剂:生理盐水、液体石蜡,200 mmol/L 钠贮存标准液,10 mmol/L 钾贮存标准液,钠、钾应用标准液(钠 14 mmol/L,钾 10 mmol/L),硝酸银标准液(每 1 mL 相当于氯化钠 1 mg 或氯离子 0.606 mg),20%铬酸钾溶液。

主要器材:兔手术台、8 号导尿管、注射器、针头、量筒、量杯、漏斗、体重秤。

【方法】

(1) 利尿实验:取家兔 12 只,称重,随机分成呋塞米组及正常对照组,每组 6 只,分别用胃管灌入温水 40 mL/kg 体重。30 分钟后以 30 mg/kg 体重戊巴比妥钠溶液麻醉,将其背位固定于手术台上,家兔均由尿道插入导尿管(尖端先涂上液体石蜡)至膀胱内 7～10 cm。压迫下腹部排空膀胱内尿液,用胶布固定导尿管,将最初 5 分钟滴出尿液弃去不计,待滴速稳定后,在导尿管下接一量杯,分别收集并测量 20 分钟内家兔尿量 2 次(集尿期应适当转动导尿管)作为给药前后的对照值。呋塞米组及正常对照组分别经耳缘静脉注入 1%呋塞米液或 50%葡萄糖盐水 10 mL/kg 体重,给药后再分别收集家兔 20 分钟的尿液。

中药可用金钱草水煎液(2 g/mL),金钱草组向家兔灌胃给予 15 mg/kg 体重的金钱草煎剂,对照组用等容积的生理盐水灌胃,1 小时后收集尿液。

(2) 火焰光度法测定尿中 Na^+、K^+ 的浓度:测定尿液中钠离子时,精确吸取样品 0.2 mL,加去离子水 9.8 mL;测定钾离子时,精确吸取样品 0.5 mL,加去离子水 9.5 mL,稀释后的尿样进行检测,个别样品浓度过大,可进一步稀释。

计算:尿液中 Na^+(或 K^+)浓度$= C_0 \times A_x / A_0 \times$稀释倍数,公式中 C_0 为标准液(Na^+ 或 K^+)浓度,A_0 为标准液读数,A_x 为尿样读数。

(3) 硝酸银法测定尿中的 Cl^- 浓度:用吸管精确吸取尿液 1.0 mL,置于蒸发皿中,加蒸馏水 10 mL 和 20%铬酸钾 2 滴,慢慢滴入硝酸银标准液,随滴随摇,至出现橘红色(15 秒内不褪色为止),记录所消耗硝酸银标准液的体积。滴定时所消耗硝酸银标准液的毫升数$\times 0.606 \times 100 = Cl^-$ mg/100 mL。

【结果】　记录各组家兔给药前后 20 分钟的尿量及计算出的各组家兔尿液中 Na^+、K^+、Cl^- 的

60

浓度,用统计学方法检验其差异性。填入表 8-1。

表 8-1 呋塞米对家兔尿量及尿中 Na^+、K^+、Cl^- 浓度的影响($\bar{x}\pm s$)

组别	剂量(mg/kg)	动物数(n)	给药前尿量(mL)	给药后尿量(mL)	离子浓度(mmol/L)		
					Na^+	K^+	Cl^-
正常对照组							
呋塞米组							

【注意事项】 ①实验最好选用体重较大的雄性家兔,便于插导尿管;②插管时动作要轻,以免损伤膀胱,造成出血;③本实验在给药前一定要水负荷,否则实验不易成功;④灌胃给药,吸收相对较慢,收集尿液的时间应相应延长。

【思考题】 本实验能否区分利尿药与脱水药?为什么?

第二节 药物对家兔在体子宫平滑肌的作用

【目的】 ①掌握家兔在体子宫实验方法。②观察药物对家兔在体子宫活动的作用。

【原理】 打开麻醉动物腹腔,悬吊子宫角连于张力换能器,记录子宫自主的张力活动,从而将整个子宫的机械运动间接地反映出来。家兔由于体型大小适中,温顺、来源充裕,常被选作研究对象。

【材料】 动物:成熟家兔,雌性未孕,体重 1.5 kg 左右。

药品:垂体后叶素 10 u/kg、3%戊巴比妥钠溶液。

试剂:洛氏液。

主要器材:体重秤、兔手术台、哺乳动物手术器械一套、恒温水浴器、玻璃筒(内径 3 cm)、缝合针、丝线、注射器、手术灯、张力换能器、生物信号采集收集系统(或二道生理记录仪)。

【方法】 取家兔 12 只,称重,随机分成垂体后叶素组及正常对照组,每组 6 只,戊巴比妥钠 30 mg/kg 体重静脉麻醉。仰位固定于手术台。下腹部剪毛,自耻骨联合向上作 4~5 cm 长正中切口。打开腹腔,找出子宫,分离周围组织,在一侧子宫角选取长约 3 cm 的一段,中点缝一棉线以备与张力换能器连接,并将张力换能器与生物信号采集收集系统相连,然后将阴道端和卵巢端分别缝合固定在特制的玻璃筒底部两侧支点上。将腹壁围绕玻璃筒缝合固定。玻璃筒内放置洛氏液(38~39 ℃)。下端紧贴腹壁以免筒内洛氏液流出。并用手术灯照射保温。子宫负荷约 1 g。装置如图 8-1。

打开信号采集收集系统,进入子宫平滑肌收缩界面,待收缩稳定后,描记一段正常子宫平滑肌收缩曲线,正常对照组及垂体后叶素组分别从耳缘静脉注射等容积生理盐水及垂体后叶素 50 u/kg 体重,观察并描记子宫平滑肌活动曲线的幅度、频率、活动力变化。

中药可用香附水煎醇沉液(0.5 mg/mL)0.5 mL,每隔 10 分钟,分别注射 1、1.5、2 mL,观察并描记注射不同剂量时子宫平滑肌活动曲线的幅度、频率、活动力变化。待张力和频率减弱,用洛氏液换洗 3 次,待活动曲线恢复并描记一段作为给药前对照,然后耳缘静脉注射益母草(0.5 mg/mL)0.5 mL,每隔 10 分钟后再分别

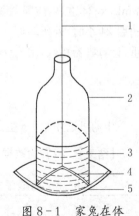

图 8-1 家兔在体
子宫实验装置

1. 丝线(连接记录装置)
2. 玻璃罩(底端两侧有固定孔)
3. 洛氏液 4. 子宫体 5. 腹壁

注射 1、1.5、2 mL,观察并描记益母草各个剂量的子宫活动曲线,并与给香附后的曲线进行比较。

【结果】 截取正常的和给不同药物后的子宫收缩曲线,标明给药剂量和时间,贴在实验报告中。将不同时段具体的子宫收缩频率、幅度和活动力填入表 8-2 中。

表 8-2　垂体后叶素对家兔在体子宫活动的影响($\bar{x} \pm s$)

药　物	剂量(g/kg)	动物数(n)	频率(次/10分钟)		幅度(mm)		活动力(次×mm)	
			给药前	给药后	给药前	给药后	给药前	给药后
正常对照组								
垂体后叶素组								

【注意事项】 ①玻璃筒中的洛氏液应定时更换,并预先用恒温水浴保温在 38~39 ℃;②应排除阴道及肠管等对子宫活动的干扰。

【思考题】 垂体后叶素、香附和益母草对子宫活动影响有何不同?

第三节　药物对去势大鼠附性器官重量的影响

【目的】 观察药物对去势大鼠精囊腺、前列腺与包皮腺发育的作用。

【原理】 丙酸睾酮通过刺激肾脏分泌红细胞生成素的作用,或对骨髓有直接刺激作用,用于无睾症、隐睾症、男性性腺功能减退症。

【材料】 动物:大鼠,雄性,出生 20 日,体重 50 g 左右。

药品:25 mg/mL 丙酸睾酮注射液、生理盐水。

试剂:麻醉用乙醚。

器材:分析天平、手术剪、眼科剪、眼科镊、注射器、体重秤、电子天平。

【方法】 取大鼠 20 只,称重,随机分为正常对照组、丙酸睾丸酮组,每组 10 只。用乙醚将动物浅麻醉后,常规消毒,手术切除双侧睾丸和附睾。手术后次日,正常对照组皮下注射生理盐水 4 mL/kg 体重,丙酸睾丸酮组肌内注射丙酸睾丸酮 1 mL/kg 体重,每日 1 次,连续 14 日,于末次给药后 24 小时,处死动物,剪取精囊腺、前列腺与包皮腺,清除腺体周围的脂肪,并立即用天平称其湿重,计算脏器指数,用统计学方法检验其差异性。

$$脏器指数 = \frac{脏器湿重(mg)}{动物体重(g)}$$

中药可选用 0.1 g 生药/mL 鹿茸精注射液 4 mL/kg 体重。

【结果】 将实验数据和结果填入表 8-3。

表 8-3　丙酸睾丸酮对去势大鼠精囊腺、前列腺与包皮腺脏器指数的影响($\bar{x} \pm s$)

组　别	剂量(g/kg)	动物数(n)	脏器指数(mg/g)		
			精囊腺	前列腺	包皮腺
正常对照组					
丙酸睾丸酮组					

【注意事项】　①应选用幼龄大鼠,成年动物会影响药物的作用;②应注意清除腺体周围的脂肪等组织,以免影响实验的准确性。

【思考题】　影响本实验的主要因素是什么?

第九章

作用于血液系统药理实验

血液系统是机体内具有重要生理调节功能的系统,其与机体的凝血与抗凝血、免疫功能、物质代谢、内分泌调节等密切相关。药理实验研究包括抗贫血、抗凝、止血、改善血液流变学、抗血栓等方面。

正常机体中凝血与抗凝血过程保持动态平衡,使血液在心血管系统中既可循行不息流动,又可在局部发生损伤出血时及时止血。当多种原因导致机体凝血机制发生异常,则会出现病理性出血或栓塞情况,此时需要使用促凝血药物或者抗凝血药物进行治疗。本章主要介绍止血药和抗凝血药的研究方法。补血和改善循环实验分别在第五章、第十三章中介绍。常用凝血药及抗凝血药试验研究方法如下。

1. 影响内源性凝血途径实验 包括全血凝血时间测定法、血浆复钙时间(PRT)测定法和部分凝血活酶(APTT)测定法。

(1) 全血凝血时间测定法:指在一定条件下,血液自离体到凝固所需的时间。基本原理是血液与异物(如玻璃)表面接触后,启动内源性凝血途径,通过酶促反应,使纤维蛋白原转化为纤维蛋白,导致血液凝固。常用的方法有:试管法、玻片法、毛细玻管法。

(2) 血浆复钙时间测试法:原理是脱钙抗凝剂与血浆中钙结合后,凝血过程中断,此时再加入适量钙,血液的凝固过程继续。实验时在用草酸铵抗凝的血液中加入氯化钙后,观察对凝血时间的影响,比较对照组与用药组动物血浆的复钙时间,或同一动物用药前后血浆复钙时间的差异。该方法可考察内凝途径有无缺陷,以及药物是否对内凝系统有影响。

(3) 部分凝血活酶时间测定方法:取加入1%草酸铵或3.8%枸橼酸钠抗凝的血浆,加部分凝血活酶试剂(如脑磷脂液)及氯化钙液,计算血浆凝固时间。另白陶土可增强接触面积,增加因子 Ⅺ、Ⅻ 的活化,若在部分凝血活酶试剂中加白陶土,则称为白陶土部分凝血活酶时间(KPPT),此为内源性凝血系统较敏感和常用的筛选试验。

2. 影响外源性凝血途径的实验 主要用于检测因子 Ⅱ、Ⅴ、Ⅶ、Ⅹ 的活性和含量,如血浆凝血酶原时间测定。原理是组织凝血活酶与钙离子混合物加到正常抗凝血浆时,可激活外源性凝血途径,在凝血活酶因子 Ⅱ、Ⅴ、Ⅶ、Ⅹ 等作用下,使凝血酶原转化为凝血酶,并形成血凝块。若凝血时间延长或缩短,提示对外源性凝血途径有影响。

3. 影响纤溶系统实验 主要检测纤溶系统活性,常用实验方法有全血血凝块溶解实验。取动物血样于试管中,加盖,放入37℃水浴中,待血液凝固时开始计时,至试管内血凝块完全溶解。

4. 影响血管收缩实验 收缩局部血管,减少血流量,是止血药发挥作用的机制之一,如三七。常用外用止血药局部创口止血法。①将麻醉犬或者家兔的股动脉局部切开,使用药物局部止血。具体操作:动物麻醉后,钝性分离暴露股动脉,横剪血管周径1/3左右切口,擦去喷出的血后,立即在局部撒上待试药,盖纱布加压200 g砝码,每30秒去砝码观察1次,以不出血为止血。②将动物肝脏或者脾脏切开造成局部出血,用药观察止血效果。具体操作:动物麻醉后,在胸骨剑突以下,沿腹中线切取约6~8 cm切口,暴露并稍加固定肝脏,切去肝组织长1 cm宽0.5 cm左右1块,擦去喷出的血后,立即在创面局部撒上待试药,盖上纱布,以 100 g 砝码加压,每 30 秒移去砝码观察 1 次,观察指标以不出血为度。也可采用体外血管条实验,考察药物对血管平滑肌的收缩、舒张功能的影响。

5. 对血小板黏附与聚集功能的影响　血小板是参与血凝的重要物质,当血管壁受损时,血小板会在受损处黏附、聚集,形成血小板血栓。常用的实验方法有血小板黏附性实验、血小板聚集性实验。①血小板黏附性实验。原理是血小板与异物接触一定时间后,会黏附于异物表面,使得血中血小板数目减少。常用方法有玻球瓶法、玻球柱法、胶原黏附法。②血小板聚集性实验。原理是富含血小板的血浆具有一定的浊度,根据浊度变化考察血小板含量的高低,当血小板聚集时,浊度下降,透光度增加。实验先制备富含血小板的血浆,利用血小板聚集仪测试药物对血小板聚集的影响。也可利用体外血栓测定仪,测定血栓的干、湿重量以及血栓的长度以反映药物的作用。

6. 对出血或凝血障碍模型动物的影响　利用药物制备类似人类的动物出血性或者凝血性(栓塞性)病理模型,用相应药物进行实验性治疗,用于筛选药物止血作用或分析药物的作用机制。例如给大鼠、小鼠或家兔灌服双香豆素可引起低凝血酶原血症;静脉注射尿激酶可以引起纤溶系统功能亢进;皮下注射四氯化碳可造成肝脏功能性不良出血等。考察的指标除上述实验指标之外,还可测量影响血液功能的活性物质,如血栓烷 B_2、6-酮基-前列腺素 $F_{2\alpha}$、内皮素、一氧化氮、5-羟色胺等。方法按试剂盒要求进行。

涉及血液系统的药理实验方法研究的常见中药主要有补血药、止血药、活血化瘀药。

第一节　药物对小鼠出血时间的影响

【目的】　①学习测定小鼠出血时间的实验方法。②观察药物对小鼠出血时间的影响,并分析药物作用机理。

【原理】　出血时间主要受血小板数量及功能的影响,血管壁的完整性和收缩功能也是影响出血时间的因素,血液凝血因子对出血过程的影响相对较小。

【材料】　动物:小鼠,体重 18~22 g,雌雄各半。

药品:生理盐水、苦味酸、1%酚磺乙胺。

器材:体重秤、小鼠灌胃器、1 mL 注射器、小鼠固定器、手术剪刀、秒表、滤纸。

【方法】　取小鼠 20 只,称重,随机分为酚磺乙胺组及正常对照组,每组 10 只。酚磺乙胺组灌胃 1%酚磺乙胺 0.2 mL/10 g 体重,正常对照组灌胃等容积生理盐水,每日 1 次,连续 3~7 日。末次给药 30 分钟后,将小鼠置于固定器内,暴露其尾部,约在距尾尖 4 mm 处开始剪去尾尖并启动秒表,可见有血液自动物尾巴末端流出。每隔 30 秒左右用滤纸轻沾出血处,直至血管断端无血液被滤纸所沾取,此时所用时间即为出血时间。用统计学方法检验其差异性。

中药可用 50%蒲黄水煎液(10 g/kg 体重)。

【结果】　将实验数据和结果填入表 9-1。

表 9-1　酚磺乙胺对小鼠出血时间的影响($\bar{x}\pm s$)

组　别	剂量(g/kg)	动物数(n)	出血时间(分钟)
正常对照组			
酚磺乙胺组		9	

【注意事项】　①蒲黄用于动物必须连续灌胃 3 日以上,才有可能出现阳性实验结果;②室温对

65

本实验影响比较大，一般要求实验时室温在 16 ℃左右；③不要用手挤压尾部。在同一实验中，所剪去尾巴的断面应统一，即或成斜面或成直面；④可以计算药物缩短出血时间百分率；⑤如果每组动物数少，可以把各小组数据合在一起做统计学处理，结果更客观。

【思考题】 ①出血时间测定与凝血时间测定两种实验有何区别？②蒲黄缩短出血时间的有效成分以及作用环节。

第二节 药物对小鼠凝血时间的影响

【目的】 ①学习用毛细玻璃管测定凝血时间的实验方法。②观察药物促凝血或者抗凝血的作用，并分析药物的作用机制。

【原理】 参与凝血过程的凝血因子活性或数量的变化均可以影响机体的凝血过程。止血芳酸能够减轻体外循环导致的血小板功能损害，抑制血小板数量减少，减少出血。

【材料】 动物：小鼠，体重 18～22 g，雌雄各半。

药品：止血芳酸、生理盐水。

器材：体重秤、1 mL 注射器、小鼠灌胃器、毛细玻璃管（长度 10 cm，内径 1 mm）。

【方法】 取小鼠 20 只，称重，随机分为止血芳酸组及正常对照组，每组 10 只。止血芳酸组分别灌胃止血芳酸(0.05 g/kg 体重)0.2 mL/10 g 体重，正常对照组灌胃等容积蒸馏水。24 小时后用毛细玻璃管插入小鼠眼睛内眦球后静脉丛，深度约 5 mm。自血液流进毛细玻璃管内开始计时，待血液充满玻璃管后，取出平放于桌面上。每隔 30 秒，折断玻璃管约 5 mm，并缓慢向左右拉开，观察折断处是否出现血凝丝；直至血凝丝出现，所需时间即为凝血时间。记录凝血时间，用统计学方法检验其差异性。

中药可选用灌胃给予 20%三七水煎液 4 g/kg 体重，24 小时后可以按照上述操作进行实验。

【结果】 将实验数据和结果填入表 9-2。

表 9-2 止血芳酸对小鼠凝血时间的影响($\bar{x}\pm s$)

组 别	剂量(g/kg)	动物数(n)	凝血时间(分钟)
正常对照组			
止血芳酸组			

【注意事项】 ①实验时室温在 14～18 ℃较为适宜；②所用毛细玻璃管的内径必须均匀一致；③用毛细玻璃管采血后不宜长时间拿在手中，以免影响实验结果；④毛细玻璃管插入眼睛内眦后，如果未见血液流出，可将玻璃管轻轻旋转一下即可。

【思考题】 ①香豆素类药物抗凝血作用的特点以及作用环节。②三七促进血液凝固的有效成分及作用环节。

第十章

抗炎作用药理实验

炎症是十分常见而又重要的基本病理过程,是机体对各种物理、化学、生物等有害刺激所产生的一种以防御为主的病理反应。生物因素包括细菌、病毒、寄生虫等,理化因素包括外伤、高温、低温、紫外线或化学刺激物等。目前,对于药物的抗炎药理研究,常通过对实验动物人为地施加上述干扰来模拟炎症疾病的发生、发展过程,并依据药物在多种炎症模型中所表现的功效来综合地加以观察、分析、评价。

抗炎实验按致炎性质不同分为两类:(1)非特异性炎症:①急性炎症 采用致炎因子异性蛋白(如蛋清)、颗粒异性物(如角叉菜胶、琼脂)以及化学药物(如甲醛、二甲苯)等制成急性炎症模型,观察药物的抗炎作用;还可选择与炎症反应相关的时相期实验,如毛细血管通透性实验、白细胞游走实验,观察炎症的基本病理变化。②慢性炎症 采用棉球植入方式造成慢性炎症,观察肉芽增生情况。(2)免疫性炎症:包括细胞介导的超敏反应性炎症和免疫复合物介导的炎症。如采用弗氏完全佐剂诱发佐剂多发性关节炎模型。

涉及抗炎实验研究的常见中药有祛风湿药、解表药、清热药和活血化瘀药等。

第一节 药物抗二甲苯致小鼠耳肿胀的作用

【目的】 ①学习利用化学药物致急性炎症的动物模型建立方法。②观察氢化可的松的抗炎作用。

【原理】 二甲苯是一种化学刺激剂,对皮肤粘膜有刺激作用,可致急性炎症,涂布小鼠耳郭有明显的致炎作用,可使小鼠耳郭肿胀,水肿后耳重增加,若药物可以抑制这种致炎剂引起的耳重增加即可说明药物具有抗炎消肿作用。

【材料】 动物:小鼠,体重 $18\sim22$ g,雄性。

药品:氢化可的松注射液(5 mg/mL)。

试剂:二甲苯(分析纯)。

主要器材:手术剪、直径 9 mm 的打孔器、1 mL 注射器、分析天平、体重秤。

【方法】 取小鼠 20 只,称重,随机分为氢化可的松组及正常对照组,每组 10 只。氢化可的松组致炎前 30 分钟腹腔注射氢化可的松注射液(50 mg/kg 体重),正常对照组给等容积生理盐水。将二甲苯在固定位置两面涂布小鼠右耳郭(20~40 μL/只),左耳郭作对照。致炎后 30 分钟后将小鼠颈部脱臼处死,沿耳郭基线取下两耳,用直径 9 mm 的打孔器分别在左、右耳同一部位打下圆耳片,称重,求左、右耳片重量之差作为肿胀度,用统计学方法检验其差异性。

中药可用雷公藤多苷片(15 mg/kg 体重)提前 3 日连续灌胃给药,最后一日致炎前 30 分钟灌胃给药。

【结果】 将实验数据和结果填入表 10-1。

67

表 10 - 1　氢化可的松对二甲苯致小鼠耳部肿胀的影响($\bar{x} \pm s$)

组　别	剂量(mg/kg)	动物(n)	耳肿胀度(mg)
正常对照组			
氢化可的松组			

【注意】　①小鼠应选雄性,避免雌性激素对实验的影响;②每组动物给药、致肿、处死的时间应一致;③致炎剂涂(滴)的部位、剂量应一致。

【思考题】　还可采用何种药物可致小鼠耳肿胀?

第二节　药物抗大鼠足跖肿胀作用

【目的】　①学习用蛋清、角叉菜胶等致炎剂致动物实验性急性炎症的方法。②观察氢化可的松的抗炎作用。

【原理】　①角叉菜胶可使致炎局部的前列腺素(PG)合成增加,与激肽类一起诱发形成水肿。此水肿有双相过程:致炎后 1 小时内系由组胺、5 - 羟色胺(5 - HT)释放所致,1～3 小时主要由 PG 引起,两者之间的水肿主要由激肽类物质引起。②蛋清为异种蛋白质,注入大鼠足跖内,可引起局部急性炎症,使局部组织肿胀。

【材料】　动物:大鼠,180～220 g,雄性。

药品:氢化可的松注射液(5 mg/mL)、10％蛋清液(或 1％角叉菜胶)。

主要器材:分析天平、皮尺、体重秤、灌胃器。

【方法】　取雄性大鼠 20 只,称重,随机分为氢化可的松组及正常对照组,每组 10 只。于致炎前分别用皮尺测右后足足跖部周长,测 3 次,平均值为致炎前周长。于致炎前 30 分钟氢化可的松组灌胃给予氢化可的松(50 mg/kg 体重),正常对照组给予等容积生理盐水。选模时采用无菌操作法给大鼠后足跖腱膜下注射 1％角叉菜胶(灭菌生理盐水配制)0.05～0.1 mL 或 10％蛋清液 0.1 mL/只(从后肢足掌心向踝关节方向进针,皮下给药),分别于致炎后 0.5、1、2、3、4、5 小时测周长,求致炎前后足跖周长之差作为肿胀度,比较组间差异。用统计学方法检验其差异性。

按下式计算在给药不同时间内足肿抑制率:

$$足肿抑制率(\%) = \frac{致炎后平均周长 - 致炎前平均周长}{致炎前平均周长} \times 100\%$$

中药可用雷公藤多苷片(15 mg/kg 体重)提前 3 日给药。

【结果】　将实验数据和结果填入表 10 - 2。

表 10 - 2　氢化可的松对角叉菜胶致大鼠足跖肿胀度的影响($\bar{x} \pm s$)

组别	肿胀度(mm)					
	0.5 小时	1 小时	2 小时	3 小时	4 小时	5 小时
正常对照组						
氢化可的松组						

【注意】　①角叉菜胶应实验当日现行配制,置 4 ℃冰箱贮存;②注意测试装置的灵敏与操作的

一致性,采用软尺测量要固定在一定部位,由专人负责,尽量减少误差;③测量方法也可采用容积法、千分尺测定足趾厚度等方法测定;④用弗氏完全佐剂所致的佐剂多发性关节炎模型,可用于筛选治疗类风湿关节炎的药物。

【思考题】 药物的抗炎机制是什么?

第三节 药物对小鼠腹腔毛细血管通透性的影响

【目的】 ①学习毛细血管通透性实验方法。②观察药物对毛细血管通透性的影响。

【原理】 采用不同致炎因素,引起局部炎症反应,然后静脉给予特殊染料测定染料的通透量,根据炎症部位着色深浅,反映毛细血管通透性,如果药物可减少炎症部位着色的通透量,降低 OD 值,则证明有作用。

【材料】 动物:小鼠,体重 $18 \sim 22$ g,雌雄各半。

药品:氯苯那敏(扑尔敏)注射液(5 mg/mL)、伊文思蓝生理盐水溶液(0.5% $\sim$ 1%)、生理盐水。

试剂:0.6%冰醋酸。

主要器材:分光光度计或酶标仪、离心机、注射器、试管、离心管、解剖剪、平镊、眼科镊、体重秤。

【方法】 取小鼠 20 只,称重,随机分为氯苯那敏组及正常对照组,每组 10 只。氯苯那敏组皮下注射氯苯那敏 50 mg/kg 体重,正常对照组皮下注射生理盐水,给药后 1 小时,尾静脉注射伊文思蓝生理盐水溶液 0.1 mL/10 g 体重,立即腹腔注射 0.6%醋酸 0.2 mL/只,20 分钟后,处死小鼠,剪开腹腔,用 5 mL 生理盐水冲洗腹腔数次收集洗涤液,1 000 rpm 离心 5 分钟,用分光光度计或酶标仪于 590 nm 波长处测吸光度(OD 值),用统计学方法检验其差异性。

中药可用雷公藤多苷片(15 mg/kg 体重),提前 3 日给药。

【结果】 将实验数据和结果填入表 10-3。

表 10-3 氯苯那敏对小鼠毛细血管通透性的影响($\bar{x} \pm s$)

组别	剂量(mg/kg)	动物(n)	腹腔洗出液吸光度(OD)
正常对照组			
氯苯那敏组			

【注意】 ①注入染料量、醋酸量及自注射醋酸至处死时间必须严格掌握;②冲洗腹腔时应避免液体外溢;③处死时要注意动作轻柔,防止各种引起腹腔内出血因素,如腹腔内有出血,样本应弃去不用。

【思考题】 试论述本实验结果的意义。

第四节 药物对小鼠肉芽肿的影响

【目的】 ①学习制备亚急性炎症模型的方法。②观察药物对慢性炎症造成结缔组织增生的影响。

【原理】 由于埋入小鼠皮下的棉球的刺激作用,引起结缔组织的增长,这种肉芽增生与临床上某些炎症的后期病理改变相似,为亚急性炎症模型。

【材料】 动物:小鼠,体重 $18 \sim 22$ g,雄性。

药品:氢化可的松(5 mg/mL)、1%戊巴比妥钠溶液、青霉素 G 钾及硫酸链霉素合液(每毫升含青霉素 800 u、链霉素 650 u)、75%乙醇、生理盐水。

器材:消毒手术器械一套(手术刀、眼科镊子、剪、缝合针、缝合线)、注射器、碘酒棉球、电子天平、体重秤。

【方法】 取雄性小鼠 20 只,称重,随机分为模型对照组和氢化可的松组,每组 10 只。模型对照组在乙醚麻醉下,左右鼠蹊部消毒后剪开 1 cm 长小口,以血管钳扩充皮下组织,用眼科镊子将重量为 20 mg 的灭菌棉球植入皮下,然后缝合,必要时棉球可加青、链霉素合液以防感染。氢化可的松组造模方法同上,并于手术当日开始给氢化可的松(50 mg/kg 体重),每日 1 次,连续 7 日,对照组给予等容积生理盐水。第八日处死小鼠,打开原切口,将棉球连同周围结缔组织一起取出,剔除脂肪组织,放烘箱中 60 ℃ 12 小时烘干称重,将称得的重量减去棉球原重量即得肉芽肿的重量,用统计学方法检验其差异性。

中药可用雷公藤多苷片(15 mg/kg 体重),提前 3 日给药。

【结果】 将实验数据和结果填入表 10-4。

表 10-4 氢化可的松对小鼠棉球肉芽肿的影响($\bar{x} \pm s$)

组别	剂量(mg/kg)	动物数(n)	肉芽干重(mg)
模型对照组			
氢化可的松组			

【注意】 ①棉球的表面积对实验结果较大,为此,应使棉球形状、松紧度和植入的部位,深浅保持一致;②动物体重减轻可降低肉芽肿重量故肉芽应以 mg/10 g 体重表示;③肉芽组织易向棉球内浸润,致棉球变形,较难剥离,常是造成较大误差的原因;④致炎应无菌操作,致炎物也可用干燥无菌的滤纸片、塑料圈等;⑤肉芽埋入部位也可以是头颈部或两侧腋窝部或两侧腹股沟皮下;⑥小鼠应选雄性,避免雌性激素对实验的影响。

【思考题】 影响本实验结果的因素有哪些?

第十一章

抗应激作用药理实验

应激反应是机体受到各种有害刺激后产生的一种非特异性紧张反应。机体长期处于应激状态下，可使机体受到损害，从而产生各种疾病。

引起应激反应的刺激称为应激原，外界环境的剧烈变化如寒冷、缺氧、高温、辐射等均可成为应激原。中医理论认为，过度的忧、思、恐、怒等情志刺激均可构成应激原，引起气机紊乱，脏腑阴阳气血失调，从而使机体处于应激状态。

抗应激作用的主要实验方法包括：耐常压缺氧实验、游泳实验、耐高温、耐寒冷实验、抗辐射实验等。抗应激实验常采用小鼠为实验动物，以小鼠在常压缺氧条件下呼吸停止、游泳时间、在寒冷或高温环境中的小鼠存活百分率等为指标，观察药物的耐缺氧、抗疲劳、耐高温、抗寒冷等抗应激方面的作用。

涉及抗应激实验方法研究的常见中药有补益药、温里药等。西药主要有普萘洛尔、糖皮质激素类药物。

第一节　药物对小鼠耐常压缺氧的影响

【目的】　观察补益药人参对小鼠耐常压缺氧的作用。

【原理】　缺氧对机体是一种恶性刺激，可影响机体各种代谢，最终会导致机体的心脑等重要器官缺氧，供能不足而死亡。人参大补元气，补益气血之功效，可提高机体的血氧利用率、降低机体耗氧量。同时人参可扩张血管（尤其是冠脉和脑部血管），改善微循环，增加供氧量，从而改善机体缺氧状态。本实验以小鼠在常压缺氧条件下呼吸停止、死亡为指标，观察人参的耐缺氧作用。

【材料】　动物：小鼠，体重 18～22 g，雌雄各半。

药品：0.1 g/mL 人参水煎液。

试剂：钠石灰（或等量氢氧化钠和碳酸钙）。

主要器材：200 ml 磨口广口瓶（带盖）、秒表、封口胶布、体重秤、灌胃器等。

【方法】　取小鼠 20 只，称重，随机分为人参水煎液组及正常对照组，每组 10 只。人参水煎液组腹腔注射人参水煎液 0.3 mL/10 g 体重，正常对照组每只腹腔注射等容积的生理盐水，给药后 30 分钟将小鼠放入盛有 15 g 钠石灰的广口瓶内（每瓶只放 1 只小鼠），用封口胶布将瓶口封严，使之不漏气，立即计时。以呼吸停止为指标，记录小鼠因缺氧而死亡的时间，用统计学方法检验其差异性。

【结果】　将实验数据和结果填入表 11-1。

表 11-1　人参对小鼠耐常压缺氧的影响（$\bar{x} \pm s$）

组　别	剂量(g/kg)	动物数(n)	存活时间(分钟)
正常对照组			
人参水煎液组			

【注意事项】 ①瓶盖应注意密封以免漏气,否则会影响实验的结果;②每个广口瓶最好只放一只小鼠,以免互相扰动,影响实验结果;③本实验药物亦可选用普萘洛尔。

【思考题】 ①人参对小鼠耐常压缺氧的影响及其机制是什么?②本实验的影响因素有哪些?

第二节 药物对小鼠游泳时间的影响

【目的】 观察补益药人参对小鼠耐疲劳的作用。

【原理】 人参具有大补元气、益气生津之功效。可促进人体对糖原和三磷酸腺苷等能量物质的合理利用,并使剧烈运动时产生的乳酸转化为丙酮酸进入三羧酸循环,为机体提供更多的能量,减轻体力运动时的疲劳。本实验以小鼠游泳时间为指标,观察人参的抗疲劳作用。

【材料】 动物:小鼠,体重18～22 g,雌雄各半。

药品:0.1 g/mL人参水煎液。

主要器材:50 cm×30 cm×25 cm的玻璃缸,负重物、温度计、秒表、注射器、灌胃器、体重秤。

【方法】 取小鼠20只,称重,随机分为人参水煎液组及正常对照组,每组10只。玻璃缸内加水,水深至20 cm,水温保持在20±0.5 ℃。人参水煎液组腹腔注射人参水煎液0.3 mL/10 g体重,正常对照组腹腔注射等容积的生理盐水,给药后30分钟在尾部束体重4%～10%的重物,并分别放入玻璃缸内游泳,立即计时并注意观察,当小鼠头部沉入水中10秒不能浮出水面者即为体力耗竭,即刻计时,为小鼠游泳时间,用统计学方法检验其差异性。

【结果】 将实验数据和结果填入表11-2。

表11-2 人参对小鼠游泳时间的影响($\bar{x}±s$)

组　别	剂量(g/kg)	动物数(n)	游泳时间(秒)
正常对照组			
人参水煎液组			

【注意事项】 ①小鼠最好为单只游泳,如果2只以上同时游泳,应注意观察,避免小鼠彼此靠近,否则会影响实验结果;②水温过高或小鼠负重物较轻均可使小鼠游泳时间明显延长;③本实验药物亦可选用氢化可的松;④负重的重量可依动物情况进行选择,但在同一个实验中,各鼠负重的比例应相同。

【思考题】 ①人参耐疲劳的机制是什么?②本实验的原理是什么?

第三节 药物对小鼠的耐寒能力的影响

【目的】 观察补益药人参对小鼠耐寒的作用。

【原理】 寒冷是中医病因中的六淫之一,对机体是一种有害刺激。当持续寒冷刺激时,机体的神经—内分泌系统功能衰竭,即邪盛正衰,则体温随环境温度降低而降低。体内氧化还原酶系活性明显降低,机体脑和心脏等重要器官氧化供能不足而致死亡。人参大补元气、扶正固本、驱邪补益的功效可恢复衰竭的神经-内分泌系统功能,提高机体对寒冷刺激的反应性,增强机体氧化分解和产热供能的过程,从而适应寒冷环境。本实验以动物在寒冷环境中的存活百分率为指标,研究人参耐寒冷的作用。

【材料】　动物:小鼠,体重 18～22 g,雌雄各半。

药品:0.2 g/mL 人参水煎液。

主要器材:冰箱、秒表、体重秤、灌胃器、注射器等。

【方法】　取小鼠 20 只,称重,随机分为人参水煎液组及正常对照组,每组 10 只。人参水煎液组只灌胃人参水煎液 0.3 mL/10 g 体重,正常对照组灌胃等容积的蒸馏水,给药后 30 分钟,将小鼠放入 -5 ± 1 ℃冰箱内,立即记时。2 小时后将小鼠取出,统计各组小鼠存活数,计算各组小鼠存活百分率,用统计学方法检验其差异性。

【结果】　将实验数据和结果填入表 11 - 3。

表 11 - 3　人参对小鼠耐寒作用的影响($\bar{x}\pm s$)

组　别	剂量(g/kg)	动物数(n)	存活数(n)	存活率(%)
正常对照组				
人参水煎液组				

【注意事项】　①小鼠应以单个放入鼠笼后放进冰箱,以防互相取暖而影响实验结果;②冰箱温度注意控制在 -5 ℃左右;③本实验药物亦可选用氢化可的松或附子。

【思考题】　①本实验的原理是什么? ②人参的耐寒作用与其功效有什么关系?

第四节　药物对小鼠耐高温能力的影响

【目的】　观察补益药人参对小鼠耐高温的作用。

【原理】　环境高温属中医之热邪,热邪犯内可使机体各种代谢加强,耗损津血致阴虚,阴虚生内火则使体温升高。而动物体温持续高热近 45 ℃时,体内各种酶(蛋白质)会变性失活,脏腑功能衰竭,动物表现为呼吸、循环等功能停止而死亡。人参可大补元气,生津益血营养脏腑,从而改善心脑等器官的生理功能,延长动物在高温环境中的存活时间,提高存活率。本实验以动物在高温环境中的存活百分率为指标,研究人参耐高温的作用。

【材料】　动物:小鼠,体重 18～22 g,雌雄各半。

药品:0.1 g/mL 人参水煎液。

主要器材:恒温箱、秒表、灌胃器、注射器、体重秤等。

【方法】　取小鼠 20 只,称重,随机分为人参水煎液组及正常对照组,每组 10 只。人参水煎液组腹腔注射人参水煎液 0.3 mL/10 g 体重,正常对照组腹腔注射等容积的生理盐水,给药后 30 分钟将小鼠放入 45 ± 1 ℃的恒温箱内,立即计时,并密切观察。2 小时后将小鼠取出,以呼吸停止为指标,统计人参水煎液组和正常对照组小鼠死亡数,计算各组存活百分率,用统计学方法检验其差异性。

【结果】　将实验数据和结果填入表 11 - 4。

表 11 - 4　人参对小鼠耐高温作用的影响($\bar{x}\pm s$)

组　别	剂量(g/kg)	动物数(n)	存活数(n)	存活率(%)
正常对照组				
人参水煎液组				

73

【注意事项】 ①恒温箱的温度应保证恒定在 45 ± 1 ℃,否则会影响实验结果;②每次放入恒温箱内的小鼠数不宜过多;③本实验药物亦可选用氢化可的松。

【思考题】 ①分析实验结果,并说明其意义。②人参耐高温的原理是什么?

中　篇

中药药理综合性实验

第十二章

解表、清热功效的中药药理实验

具有解表、清热功效的中药,临床上多用于外感风寒、风热所致的表证及表邪入里化热引起的里热证,其现代药理的实验研究可从发汗、解热、抗炎、镇痛、抗菌、抗病毒、镇咳、祛痰、平喘及调节免疫等方面进行,为其功效和临床应用提供药理学依据。

1. 发汗作用 可采用汗液着色法,利用碘与淀粉接触汗液呈蓝紫色反应观察药物对动物足跖部汗液分泌的影响。可进行动物汗腺上皮组织形态学观察了解药物对汗腺上皮细胞活动的影响。可进行汗液定量测定,观察药物对汗液分泌量的影响。实验动物通常采用大鼠,亦可用小鼠和猫。此外,可利用动物唾液分泌和泪液分泌的方法,了解药物对腺体分泌的影响。

2. 解热作用 先在正常动物体内注入一定量的致热原,造成动物发热模型,然后给予受试药物,观察药物有无解热作用,解热强度如何。常用的致热原有伤寒、副伤寒菌苗、细菌培养液、内毒素、内生性致热原、啤酒酵母混悬液、角叉菜胶和二硝基苯酚等。实验动物通常采用家兔和大鼠。

3. 抗炎作用 常采用毛细血管通透性测定(皮内染料渗出法、腹腔染料渗出法)、炎性肿胀测定(小鼠耳壳肿胀法、大鼠足肿胀法)等急性炎症模型和以肉芽组织增生为特征(肉芽肿称重法)的各种慢性炎症模型观察药物对非特异性炎症的抗炎效应。采用免疫性炎症模型(大鼠佐剂性关节炎模型、胶原免疫性关节炎模型)及按疾病病因造成的动物模型(痛风模型)、自身免疫性疾病模型MRL/lpr 小鼠(系统性红斑狼疮模型)等观察药物对特异性炎症的影响(实验方法详见第十章)。

4. 镇痛作用 利用热刺激、光电刺激、机械刺激和化学刺激等方法,引起动物疼痛反应,观察药物对动物痛觉的影响以判断药物有无镇痛效果,强度如何。实验动物通常采用小鼠和大鼠。

5. 抗菌、抗病毒作用 利用二倍稀释法、平皿法观察药物体外抗菌作用。在正常动物体内注入一定量的菌液或毒素造成感染模型,给予药物治疗观察药物抗感染的效果。利用组织培养法、鸡胚培养法和整体动物实验法,观察药物体内、体外对病毒感染的影响。

6. 镇咳、祛痰、平喘作用 利用浓氨水气雾、二氧化硫引起小鼠咳嗽、枸橼酸喷雾引起豚鼠咳嗽、电刺激猫喉上神经引起咳嗽等方法,观察药物对咳嗽反应次数、潜伏期的影响。采用小鼠气管段酚红法、大鼠毛细玻管法、家兔或家鸽离体气管纤毛黏液流运动法,观察药物的祛痰效果。采用豚鼠气管容积法、气管螺旋条法观察药物体外对气管平滑肌的影响。利用豚鼠喷雾致喘法、肺溢流法等整体实验观察药物的平喘作用(实验方法详见第六章)。

若需进一步研究药物的作用机制,可选用电生理法观察药物对中枢温度敏感神经元放电的影响,生化测定法观察药物对 cAMP、DNA、血糖、血脂等水平的影响,放免测定法、HPLC 法或酶联法观察药物对花生四烯酸代谢、内啡肽物质含量、炎性细胞因子的影响。

第一节　药物对大鼠足跖汗液分泌的影响

【目的】　①学习汗液着色实验方法。②观察麻黄的发汗作用。

【原理】　大鼠足跖部肉垫上有汗腺分布,其汗液分泌的多少可利用碘与淀粉遇汗液可产生蓝紫色反应的原理,观察汗液分泌的变化。

【材料】 动物:大鼠,雌雄均可,体重 180～200 g。

药品:麻黄水煎液,取麻黄 30 g,水煎煮两次,浓缩两次滤液成 50 mL 溶液。

试剂:无水乙醇、和田-高垣氏试剂(A 液:取碘 2 g 溶于 100 mL 无水乙醇即成;B 液:取可溶性淀粉 50 g、蓖麻油 100 mL,两者均匀混合即成)、蒸馏水。

主要器材:大鼠固定器、固定架、放大镜、大鼠灌胃器、棉签、体重秤。

【方法】 取大鼠 20 只,称重,随机分为正常对照组及麻黄组。麻黄组灌服麻黄水煎液 1 mL/100 g 体重、正常对照组灌服等容积蒸馏水。用棉签蘸取无水乙醇轻轻将足跖部污物擦洗干净,给药后将大鼠置入大鼠固定器内,仰位固定,暴露双下肢。给药后 30 分钟将各组大鼠足跖部原有的和由于固定时挣扎所致的汗液用干棉签轻轻拭干,于大鼠足跖部皮肤涂上和田-高垣试剂 A 液,待充分干燥后,再薄薄涂上 B 液,然后肉眼或用放大镜仔细观察深紫色着色点(即汗点)出现的时间、颜色和数量,待汗点出现后,继续观察 30 分钟,每 5～10 分钟记录 1 次,用统计学方法检验其差异性。

【结果】 将实验数据和结果填入表 12-1。

表 12-1 麻黄水煎液对正常大鼠足跖部汗液分泌的影响($\bar{x}\pm s$)

组别	剂量(g/kg)	动物数(n)	汗点出现时间(分钟)	给药 1 小时后汗点累计数
正常对照组				
麻黄组				

【注意事项】 ①本实验宜在恒温、恒湿条件下进行,室温控制在 26±1 ℃,湿度控制在 65%±5%;②实验前最好将大鼠进行进入固定器训练,固定大鼠时,操作应轻柔,尽量避免大鼠挣扎出汗;③在同一批实验中,观察汗点出现时间应一致;④大鼠足跖部汗腺主要分布在足跖肉垫上,足跖关节也有分布,足掌心则无;⑤本实验也可用小鼠。

【思考题】 ①汗液着色法的原理是什么?②如何准确记录汗点出现数?

第二节 药物对内毒素致家兔发热的解热作用

【目的】 ①学习用内毒素造成家兔发热模型的方法。②观察柴胡口服液的解热作用。

【原理】 家兔耳缘静脉注射内毒素溶液,引起动物体温升高,可以作为发热模型来观察具有清热功效中药的解热作用。

【材料】 动物:家兔,雌雄不限,体重 1.8～2.5 kg。

药品:柴胡口服液,浓度 1 g 生药/mL。

试剂:大肠埃希菌内毒素(Sigma 产品),无菌生理盐水配置成 3 μg/mL 浓度,液体石蜡。

主要器材:注射器、数字显示测温计、体重秤、家兔固定盒。

【方法】 测正常肛温(作为正常体温值)两次,选用体温变化不超过 0.3 ℃ 的家兔为合格实验动物。取合格家兔 9 只,称重,随机分为柴胡组、模型对照组及正常对照组。

柴胡组及模型对照组耳缘静脉注射内毒素溶液 0.5～0.6 mL/kg 致热后,柴胡组灌胃给予柴胡口服液 10 mL/kg 体重,模型对照组及正常对照组给予等容积生理盐水。给药后 30、60、90、120 分钟分别测定各家兔体温值 1 次。综合全实验室的结果,描绘出各组动物体温变化曲线(纵坐标为体温值,横坐标为时间),用统计学方法检验其差异性。

【结果】　将实验数据和结果填入表 12-2。

表 12-2　柴胡口服液对发热家兔体温的影响($\bar{x} \pm s$)

组别	动物数 (n)	致热前体温(℃)		致热后体温 (℃)	给药后不同时间(分钟)体温(℃)			
		第1次	第2次		30	60	90	120
正常对照组								
模型对照组								
柴胡组								

【注意事项】　①本实验宜在恒温、恒湿条件下进行,室温控制在 20～25 ℃。实验前最好将家兔进行体温测定适应操作,动作应轻柔,尽量避免挣扎;②家兔健康,雌性应未孕,正常体温在 38.5～39.5 ℃;③测温计前部 3～3.5 cm 处用胶布固定若干圈,保证每次测肛温时的插入深度一致;④每次测定时,测温计前部涂少许液体石蜡或凡士林,操作尽量轻柔;⑤实验数据统计也可采用给药后各时间点体温与发热体温的差值表示,即体温净升值。

【思考题】　①该发热模型类似于人类什么证候的表现? ②柴胡的解热作用有何特点? ③该药理作用如何与其清热解毒功效相联系? 其作用机制可能是什么?

第三节　药物抗内毒素的作用

【目的】　①学习药物体内抗内毒素实验方法。②观察双黄连注射液对内毒素引起小鼠毒性反应的保护作用,分析其作用机制。

【原理】　将内毒素给动物静脉注射形成内毒血症,用鲎试剂观察药物治疗对血浆内毒素含量的影响。

【材料】　动物:小鼠 18～22 g,雌雄不限。

药品:双黄连注射液、大肠杆菌内毒素、肝素、氯仿、鲎试剂。

主要器材:体重秤、离心机、注射器、微量移液器、振荡器、离心管。

仪器:分光光度计或酶标仪。

【方法】

取小鼠 20 只,称重,随机分为模型对照组及双黄连组。各组小鼠尾静脉注射内毒素 10 ng/只后,双黄连组按照 0.2 ml/10 g 体重腹腔注射双黄连注射液,模型对照组给予等容积生理盐水。

小鼠分别于给内毒素后立即和 30 分钟后采血,置于无菌肝素抗凝管中,离心,取血浆,加等量氯仿抽提震荡 1 小时。离心,取血浆沉淀物用鲎试剂测定内毒素的含量。

【结果】　将实验数据和结果填入表 12-3。

表 12-3 双黄连注射液对小鼠血浆中内毒素的影响($\bar{x} \pm s$)

组别	立即取血		30 分钟取血	
	内毒素(ng/mL)	动物数(n)	内毒素(ng/ml)	动物数(n)
模型对照组				
双黄连组				

【注意事项】 ①鲎试剂对内毒素反应极灵敏,必须注意无菌操作,严格消毒,防止热原污染而出现假阳性,一切用具均应在高压灭菌后,再经180 ℃ 2 小时干烤去除可能存在的热原;②测试 pH 在 6～8 为好,偏酸偏碱时用5%NaHCO₃ 或 0.1 mol/L 的盐酸调节;③鲎试剂在实验前必须做活性试验和敏感度试验。

【思考题】 试述双黄连注射液抗内毒素的作用特点及机制。

第十三章

活血化瘀功效的中药药理实验

现代研究认为血瘀证是一类与血液循环异常或障碍相关的疾患。其在宏观上表现为：血液流变学异常；微循环异常；血流动力学异常。其在微观上表现为：微量活性物质形成或代谢异常；基因表达异常。研究具有活血化瘀功效中药药效学作用及作用机制，可以考虑以上相关方面的影响。常用的实验方法主要包括以下几类：

1. 血液流变学实验　使用血液流变学测定仪检测不同切变速度下的全血黏度、血浆黏度。使用细胞电泳仪测定红细胞、血小板电泳时间。还可测定血细胞比容、纤维蛋白量、血小板计数、红细胞脆性及变性等。

2. 抗血栓形成、抗血小板聚集实验　可以使用在体或体外法观测中药对血栓形成（血栓湿、干重量，长度）、血小板聚集的影响。

3. 微循环实验　测定微动脉、微静脉血流速度、血液流态、微血管形态、毛细血管网开放数目、微血管通透性。目前可以测定的部位有眼结膜、舌部、尾部、软脑膜、肠系膜、胃表面、肝脏表面等。

4. 血流动力学实验　心、脑、肾等脏器血液灌注量、血压变化、心率、心排血量、左心室内压、左心室内压最大上升速率、左心室舒张末期压、冠脉血流量等。人工结扎冠状动脉准备心肌梗死模型。使用垂体后叶素等药物制备心律失常模型。

用于研究活血化瘀中药的实验技术众多，在使用成熟实验技术方法的同时，有关实验研究新技术、新方法的不断涌现，使应用者可以根据研究目的、研究要求、设备仪器情况等加以选择。由于许多物质的测定有特定药盒供应，使实验研究工作更易实施。

第一节　药物对结扎冠状动脉犬血流动力学的影响

【目的】　①学习心脏血流动力学指标的观测方法。②观察丹参对冠状动脉结扎犬的血流动力学及相关指标的影响。

【原理】　冠状动脉结扎后心脏收缩功能及泵血功能减弱，丹参具有强心、升压、改善微循环等作用，可改善冠状动脉结扎犬的心脏功能和血流动力学。

【材料】　动物：犬，雌雄不限，体重 15～20 kg。

药品：1％丹参注射液（10 mg/kg）、3％戊巴比妥钠溶液、5％肝素钠溶液、生理盐水。

主要器材：生物功能实验系统、压力换能器、电磁流量计、人工呼吸机、手术剪、手术刀、持针钳、止血钳、眼科剪、眼科镊、开胸器、塑料三通开关、针状电极、气管插管、动脉插管、静脉插管、动脉夹、微量注射泵、体重秤。

【方法】　取体重 15～20 kg 健康犬，以 3％戊巴比妥钠溶液（30 mg/kg 体重）静脉麻醉，仰卧位固定于手术台上。剪去颈、胸部及后肢内侧的毛，分离气管并插入气管插管，以备人工呼吸。分离左股静脉，插入静脉插管，后端连接塑料三通管，三通管与微量注射泵上的注射器相连，缓慢输入生理盐水,以备给药。分离左颈总动脉,插入充满肝素钠溶液的动脉插管,连接压力换能器,记录颈总动脉平均动脉压(舒张压+1/3脉压差)。在左侧第四、第五肋间横向切开皮肤,分离肋间肌,用开胸器撑开胸腔切口,暴露心脏,提取心包膜,剪开,缝合于胸壁,成一摇篮状,同时启动人工呼吸机(20~30次/分钟)。分离升主动脉根部和冠状动脉左旋支,分别放置直径适宜的电磁流量计探头,测心排血量和冠脉流量。在左心室心尖部插入导管至左心室内腔测量左心室内压。由股静脉注入肝素钠溶液(5 mg/kg)抗凝。于犬四肢皮下插入针状电极,记录Ⅱ导联心电图,测量心率。

观察指标:

(1) 心率(HR)(bpm);

(2) 心电图(ECG)(Ⅱ导联);

(3) 平均动脉压(MAP)(kPa);

(4) 心排血量(CO)(L/分钟);

(5) 左心室内压曲线(LVP)(kPa);

(6) 左心室内压最大上升速率($LVdp/dt_{max}$)(kPa/秒);

(7) 左心室舒张末期压(LVEDP)(kPa);

(8) 冠脉血流量(mL/分钟);

首先记录一段给药前上述指标的正常曲线;然后分离冠状动脉前降支主干中下 1/3 交界处,结扎之,观察上述指标的变化;再由股静脉注射丹参注射液 1 mL/kg,观察相应指标的变化。

以上指标为直接测得的一级参数,可根据这些参数推导出以下血流动力学的二级参数。

(9) 犬体表面积(m²)=体重(kg)$^{2/3}$×0.11;

(10) 心脏指数(CI)(每平方米 L/分钟)=$\dfrac{心排血量(L/分钟)}{体表面积(m^2)}$;

(11) 心搏指数(每平方米 L/次 m²)=$\dfrac{CI(每平方米 L/分钟)}{心率(次/分钟)}$;

(12) 总外周血管阻力(每秒 kPa/L)=$\dfrac{血压(kPa)}{心排血量(L/分钟)}$;

(13) 左心室作功指数(每平方米 kg/分钟)=$\dfrac{心脏指数×血液比重×(主动脉压-左房平均压)×13.6}{1\,000}$

以 1.052 作为犬血液比重,0.667 kPa(mmHg)为左房平均压,以颈总动脉血压代表主动脉压。

【结果】 将实验数据和结果填入表 13-1

表 13-1 丹参对结扎冠状动脉犬血流动力学的影响($\bar{x}\pm s$)

项　目	冠脉结扎前	冠脉结扎后	给药后
心率(bpm)			
平均动脉压(kPa)			
心排血量(L/分钟)			
左心室内压(kPa)			
左心室内压最大上升速率(kPa/秒)			
左心室舒张末期压(kPa)			
冠脉血流量(mL/分钟)			

（续表）

项　目	冠脉结扎前	冠脉结扎后	给药后
心脏指数（每平方米 L/分钟）			
心搏指数（每平方米 L/分钟）			
总外周阻力（每秒 kPa/L）			
左室作功指数（每平方米 kg/分钟）			

【注意事项】　①动脉插管必须肝素化，以防凝血；②实验时应先测量血管外径，再确定电磁流量计探头的大小，宜选用比血管外径小 5%～10% 的探头，探头必须与血管紧密接触。

【思考题】　①什么是实验性心脏血流动力学的观测方法？②丹参对心脏血流动力学的影响有哪些？

第二节　药物对家兔肠系膜微循环的影响

【目的】　①学习在显微镜下进行动物微循环观察方法。②观察药物对改善微循环的作用。

【原理】　肠系膜是一种透明组织，肠系膜微循环与肠管微循环变化相近。去甲肾上腺素能兴奋血管壁上的 α 受体，从而引起微血管舒缩功能紊乱，引起微循环障碍。在肠系膜局部滴加去甲肾上腺素，可引起局部微循环障碍，导致微血管收缩、毛细血管开放数减少、血流速度减慢甚至停滞和血细胞聚集等表现。丹参具有改善微循环作用。通过观察药物对微血管口径、血流流速和血液流量等的变化来判断药物的作用。

【材料】　动物：家兔，体重 2.0～3.0 kg，雌雄不限。

药品：丹参注射液，规格 3 g/支，2 mL。

试剂：0.005% 去甲肾上腺素溶液、Ringer-Tyrode 灌流液（NaCl 9.02 g，KC l4.20 g，CaCl$_2$ 0.24 g，葡萄糖 0.90 g，明胶 10 g，加水至 1 000 mL，然后用 0.5 mol/L 的 NaHCO$_3$ 调整 pH 至 7.35～7.45，渗透压 295～305 mEq/L，充 95%O$_2$+5%CO$_2$ 混合气体 0.5 小时）、20% 乌拉坦溶液。

主要器材：显微镜（高倍水浸物镜 6×8、6×10 或 10×40 倍）、冷光源、家兔固定台、肠系膜灌流盒、圆形灌流台、恒温水浴锅、输液泵、手术刀、剪、眼科镊、注射器、体重秤。

【方法】　取家兔 12 只，称重，随机分为模型对照组和丹参组。动物禁食 12 小时后，耳缘静脉注射 20% 乌拉坦 5～6 mL/kg 体重麻醉。待麻醉完全后，仰卧位固定于手术台上，在脐旁中下腹正中作一长约 6 cm 的纵形切口，打开腹腔，将回盲部肠襻轻轻拉出腹腔，平铺在装有 37 ℃左右恒温Ringer-Tyrode 灌流液的肠系膜灌流盒（灌流液经恒温水浴锅中塑料导管后进入灌流盒，盒中灌流液由输液泵排出，要求进出速度一致）中的圆形灌流台上。使家兔仰卧位，将灌流盒置于显微镜载物台上，在透射光源（冷光源）下用显微镜观察，并记录正常状态下血管口径、血流流速和流量等指标。

在肠系膜局部滴注去甲肾上腺素（NA，50 μL），观察并记录血管的口径、流速、流量的变化及微血管内皮细胞是否有肿胀、损伤或脱落，内皮细胞表面有否血细胞黏附。10 分钟后，模型对照组和丹参组分别在同一部位滴加生理盐水（NS）或丹参注射液 50 μL，观察并记录给药或 NS 后 1、5、10、20、30 分钟不同时间上述指标的变化，用统计学方法检验其差异性。

【结果】　将实验数据和结果填入表 13-2。

表 13-2　丹参对家兔肠系膜微血管口径、流速、流量的影响($\bar{x}\pm s$)

项目	组别	剂量 (g/kg)	动物数 (n)	加 NA 前	加 NA 后	给药或 NS 后时间(分钟)				
						1	5	10	20	30
口径	模型对照组									
(μm)	丹参组									
流速	模型对照组									
(μm/s)×10^1	丹参组									
流量	模型对照组									
(μm³/s)×10^4	丹参组									

【注意事项】　①室温应保持在 30℃左右,控制灌流液温度于 37±1℃;②手术动作要轻柔,避免过分牵拉肠襻,以免影响试验结果。

第三节　药物对气滞血瘀证大鼠血液流变学的影响

【目的】　①学习血液流变学的检测方法。②观察药物对血瘀证大鼠血液流变学的影响。

【原理】　给大鼠皮下注射大剂量肾上腺素模拟暴怒时机体状态,以冰水浸泡模拟寒邪侵袭,两者综合左右可复制急性血瘀证,模型动物血液出现黏度升高,血细胞比容增加等血液流变学异常现象。复方丹参片具有活血化瘀的功效,能改善动物的血液流变学及血瘀症状。

【材料】　动物:大鼠,体重 200~250 g,雌雄各半。

药品:复方丹参片,规格 0.3 g/片。用蒸馏水配制成 5.4%的混悬液。

试剂:0.1%盐酸肾上腺素溶液、生理盐水、25%乌拉坦溶液、10%肝素溶液。

主要器材:大鼠固定台、血液黏度计、血沉管、手术剪刀、眼科镊、注射器、体重秤。

【方法】　取大鼠 30 只,称重,随机分为正常对照组、模型对照组及丹参组。丹参组灌胃给予复方丹参片混悬液 10 mL/kg 体重,模型对照组及丹参组灌胃给予等容积生理盐水,每日 1 次,连续 7 日。于第六、第七日给药或生理盐水 1 小时后,模型对照组和丹参组大鼠皮下注射 0.1%盐酸肾上腺素 0.2 mL,每日 1 次,最后一次注射肾上腺素 20 分钟后将大鼠放入冰水浸泡 5 分钟。正常组大鼠仅同时皮下注射等容积生理盐水。然后各鼠腹腔注射乌拉坦溶液 4 mL/kg 体重麻醉,腹主动脉取血 4 mL,10%肝素溶液 0.1 mL 抗凝后黏度计上测全血黏度、血浆比黏度、血沉、血细胞比容。用统计学方法检验其差异性。

【结果】　将实验数据和结果填入表 13-3。

表 13-3　复方丹参片对急性血瘀证大鼠血液流变学的影响($\bar{x}\pm s$)

组别	剂量 (g/kg)	动物数 (n)	全血黏度			血浆比黏度	血细胞比容 (%)	血沉 (mm/小时)
			低切	中切	高切			
正常对照组								
模型对照组								
丹参组								

【注意事项】　①采血时应动作轻柔、迅速,避免对血管的过度损伤、刺激;②肝素的量要求准确

一致,以免影响试验结果;③急性血瘀证模型制备还可在第六日注射两次肾上腺素,剂量同上,间隔时间为 4 小时。

第四节 药物抗大鼠血栓形成作用

(一)体外血栓法

【目的】 ①学习体外血栓的检测方法。②观察药物抗血栓形成作用。

【原理】 取动物血液装入特定的塑料管,并弯成圆环,当该圆环在体外血栓形成仪上以垂直平面上顺时针旋转时,在重力差的推动下圆环内血液产生三维流动,启动了血小板的聚集,出现血小板聚集,进而血液形成血栓。通过测定血栓长度、干重与湿重,可研究药物抗体外血栓作用。

【材料】 动物:大鼠,体重 200~300 g,雌雄各半。

药品:复方丹参片,规格 0.3 g/片,用蒸馏水配制成 5.4%的混悬液。

试剂:25%乌拉坦溶液、0.9%生理盐水。

主要器材:多环血栓检测仪、体重秤、直尺、滤纸、手术剪刀、眼科镊、止血钳、一次性 2 mL 注射器、大鼠灌胃器。

【方法】 取大鼠 20 只,称重,随机分为模型对照组及丹参组。丹参组大鼠按 10 mL/kg 体重灌胃给药,模型对照组大鼠给予等容积蒸馏水。每日 1 次,连续 7 日。末次给药或水后 60 分钟,各组大鼠以乌拉坦腹腔注射 4 mL/kg 体重麻醉,大鼠腹主动脉取血 1 mL,立刻将血注入塑料管,并两端对接,弯成圆环,迅速置于体外血栓形成仪上(预先调控温开关,使温度达 37 ℃),旋转 15 分钟后取下血栓管环,打开,在滤纸上倾出血栓和血液,用滤纸吸干表面鲜血,用镊子轻提起血栓,令其自然下垂移放到滤纸上,量取血栓长度,称血栓湿重。将血栓置于烘箱中,80 ℃烘干 1 小时,恒重后称血栓干重,用统计学方法检验其差异性。

【结果】 将实验数据和结果填入表 13－4。

表 13－4 复方丹参片对大鼠体外血栓形成的影响($\bar{x} \pm s$)

组　别	剂量(g/kg)	动物数(n)	血栓长度(cm)	血栓湿重(mg)	血栓干重(mg)
模型对照组					
丹参组					

【注意事项】 ①取血注射器应为一次性注射器;②取血栓要注意,血应缓慢流出,速度不能过快,尤其是注射器内不能有真空;③仪器的温度要恒定 37 ℃;④称取血栓湿重时,要吸干血栓表面的鲜血,可将血栓移到干燥滤纸上后称重。

(二)体内血栓法

【目的】 ①学习体内血栓造模及检测方法。②观察药物抗体内血栓形成作用。

【原理】 采用大鼠体外颈总动脉-颈外静脉血流旁路法形成血栓,当动脉血流中的血小板接触到丝线的粗糙面时易黏附于线上,并发生血小板聚集反应,环绕在线的表面形成血小板血栓。血栓的重量可以反映血小板的黏附聚集能力。丹参具有抑制血小板的黏附聚集功能,使所形成的血栓重量减轻。因此,通过测定血栓的重量,就可了解药物对血栓形成的影响。

【材料】 动物:大鼠,体重 200~300 g,雌雄各半。

药品:复方丹参片,规格 0.3 g/片,用蒸馏水配制成 5.4%的混悬液。

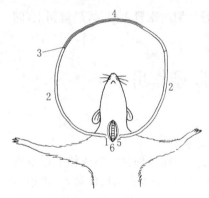

图 13-1　大鼠动-静脉旁路血栓
　　　　　形成示意图

1. 右颈总动脉插管　2. 内径 1 mm,长
10 cm 的聚乙烯管　3. 手术丝线
4. 内径 2 mm,长 10 cm 的聚乙烯管
5. 左颈外静脉插管　6. 气管插管

试剂:25％乌拉坦溶液、肝素注射液(50 u/mL)。
主要器材:手术剪、眼科镊、止血钳、手术丝线(7 号)、聚乙烯管(内径 1 mm、2 mm)、动脉夹、气管插管、注射器、体重秤、大鼠灌胃器。

【方法】　取大鼠 20 只,称重,随机分为模型对照组及丹参组。丹参组大鼠灌胃给予复方丹参溶液 10 mL/kg 体重,模型对照组大鼠灌胃给予等容积的水,每日 1 次,连续 7 日。末次给药或生理盐水后 1.5 小时,大鼠腹腔注射乌拉坦 4 mL/kg 麻醉,仰卧位固定于手术台上,分离气管做气管插管术,以防气管内分泌物阻塞呼吸道。并分离右侧颈总动脉和左侧颈外静脉(图 13-1)。

取两段内径为 1 mm 和一段内径为 2 mm 的聚乙烯管,按图示接口,于中段放入一根预先已称重长 8 cm 的 7 号手术线,管内注满 50 u/mL 的肝素生理盐水溶液。将管的一端插入左颈外静脉,并从聚乙烯管中注入 50 u/mL 肝素,夹住管壁。将管的另一端插入右颈总动脉,然后开放血流,15 分钟后中断血流,迅速取出丝线,于滤纸上吸去多余浮血后称重,总重量减去丝线重量即为血栓湿重。将血栓置于 60 ℃条件下烘烤 4 小时,冷却后称重,得到血栓干重。用统计学方法检验其差异性。

按下列公式计算血栓抑制百分率:

$$抑制率(\%)=\frac{对照组平均血栓干重-给药组平均血栓干重}{对照组平均血栓干重}\times100\%$$

【结果】　将实验数据和结果填入表 13-5。

表 13-5　复方丹参片对大鼠血栓形成的影响($\bar{x}\pm s$)

组　别	剂量(g/kg)	动物数(n)	血栓湿重(mg)	血栓干重(mg)	抑制率(%)
模型对照组					
丹参组					

【注意事项】　①手术过程要求操作熟练、迅速;②注意保持呼吸道通畅,及时吸出气管内分泌物;③肝素的用量要求一致,以免影响实验结果;④抑制率也可直接以血栓湿重来计算;⑤聚乙烯管的长度、口径应一致,丝线长度材质应一致,并应精确称重。

第五节　药物抗血小板聚集功能的作用

【目的】　①熟悉并学习使用血小板聚集仪的操作方法。②观察药物抗血小板聚集的作用。

【原理】　一般情况下,血小板悬浮在血浆中,具有一定的浊度,且该浊度同血小板数成正比。由于光投射在分散的血小板上而发生散射,透过光减少。若在富含血小板的血浆(PRP)中加入一定量的致聚剂如 ADP、胶原等,血小板就开始发生聚集,随着血小板不断聚集,就有更多的光线通过,透光度增加,浊度明显下降,通过光电元件表现为电量的变化,从而可以定量和动态地显示血小板聚集的程度和速度等。当血液中血小板聚集性增强时,易形成血栓,丹参具有抗血小板聚集作用,可对抗浊度的下降,在记录的曲线变化上反映出来。

【材料】　动物:大鼠,体重 200～250 g,雌雄各半。

药品:复方丹参片,规格 0.3 g/片,用蒸馏水配制成 5.4％的混悬液。

试剂:3.8％枸橼酸钠、二磷酸腺苷(ADP,以 0.2 mol/L 磷酸缓冲液配制成 2 μmol/L)、3％戊巴比妥钠、1％硅油(以乙醚稀释)。

主要器材:自动平衡血小板聚集仪、台式平衡记录仪、离心机、塑料离心管、一次性注射器、手术剪、眼科镊、微量进样器、体重秤。

【方法】　取大鼠 20 只,称重,随机分为模型对照组及丹参组。丹参组灌胃给予复方丹参混悬液,模型对照组大鼠灌胃给予等容积的水,每日 1 次,连续 7 日。末次给药后,大鼠禁食不禁水 12小时,戊巴比妥钠 30 mg/kg 体重腹腔注射麻醉,打开腹腔,腹主动脉取血;将血液与枸橼酸钠抗凝液以 9:1 比例在硅化离心管中轻轻混匀;血液以 800 rpm 离心 4 分钟,吸取上层米黄色悬液即富血小板血浆(PRP);所余血液以 3 000 rpm 离心 8 分钟,所得上清液即为贫血小板血浆(PPP)。

打开聚集仪和记录仪开关,使仪器预热,调节聚集仪恒温保持在 37±1 ℃。取 3 只方型测量杯,其中两只各加入 PPP 200 μL,另外一只加入 PRP 200 μL,置于聚集仪中预热 5 分钟;以 PPP 杯校正血小板计数表至"0";以 PPP 稀释 PRP 杯,使 PRP 的血小板计数在 20～22 万/mm³ 范围内。

将调好血小板数的 PRP 和 PPP 测量杯置于聚集仪测量槽内预热至恒温(36.8～37 ℃);以PRP 调记录仪零点,以 PPP 调节幅度。将搅拌小棒加入测量杯中,温育 3 分钟后,启动聚集仪和记录仪开关,加入 ADP 10 μL,描记 6 分钟的聚集曲线。

在描记的两组动物的血小板聚集曲线上计算 1、3、5 分钟的聚集强度(1′A、3′A、5′A),最大聚集强度(MA),到达最大聚集强度时间(T_{max})、1/2 最大聚集强度时间($T_{1/2max}$);并以 MA 比较两组的聚集抑制百分率。用统计学方法检验其差异性。

$$聚集抑制率(\%)=\frac{对照组最大聚集强度-药物组最大聚集强度}{对照组最大聚集强度}\times100\%$$

【结果】　将实验数据和结果填入表 13 - 6。

表 13 - 6　丹参体外抗血小板聚集实验($\bar{x}\pm s$)

组　别	剂量 (g/kg)	动物数 (n)	聚集曲线幅度(mm)				T_{max} (分钟)	$T_{1/2max}$ (分钟)	聚集抑制率(％)
			1′A	3′A	5′A	MA			
正常对照组									
丹参组									

【注意事项】　①若用玻璃材料的注射器及离心管必须预先用硅油硅化;②血液与抗凝剂的比例需严格控制在 9:1;混匀时切忌用力振摇;③血液标本要用具塞试管,且不能有溶血现象出现;④取血后必须在 2 小时内完成测定工作;⑤向测量杯中加液时,不得有气泡出现;⑥仪器测试时温度应调节在 37 ℃;⑦各种致聚剂必须临用临配。

第六节　药物对小鼠急性脑栓塞性死亡及偏瘫的影响

【目的】　①学习胶原蛋白-肾上腺素诱发小鼠脑栓塞形成的实验方法。②观察莪术抗急性脑栓塞的活血功效。

【原理】 胶原蛋白、肾上腺素都是血小板聚集剂,两者合用有显著协同作用。易于在脑血管局部(尤其小血管)形成凝血块,造成栓塞。莪术具有显著的抑制血小板聚集的作用,有助于缓解或消除血液凝块栓塞。

【材料】 动物:小鼠,体重 18~22 g,雌雄各半。

药品:1 g/mL 莪术水煎液、盐酸丁咯地尔片、诱导剂(每毫升含有胶原蛋白 1 500 μg、肾上腺素 60 μg)、生理盐水、苦味酸(标记用)。

主要器材:体重秤、鼠盒、小鼠固定器、1 mL 注射器、小鼠灌胃器、4 号注射针头。

【方法】 取小鼠 30 只,称重,随机分为正常对照组、盐酸丁咯地尔组及莪术组。

莪术组灌胃 0.2 mL/10 g 体重莪术水煎液(20 g/kg 体重),盐酸丁咯地尔组灌胃 0.2 mL/10 g 盐酸丁咯地尔片混悬液(75 mg/kg 体重),正常对照组给予等容积生理盐水,每日 1 次,连续 2 日;末次给药后 1 小时进行实验。实验时,将动物逐一置于小鼠固定器内,尾静脉注射诱导剂 0.1 mL/10 g 体重,以诱发动物急性脑栓塞形成。观察每组动物在注射诱导剂后 15 分钟内出现偏瘫、死亡以及恢复正常的动物数。用统计学方法检验其差异性。

【结果】 将实验数据和结果填入表 13-7。

表 13-7　莪术抗小鼠急性脑栓塞的影响($\bar{x} \pm s$)

组　别	药物剂量(g/kg)	动物数(n)	注射诱导剂后 15 分钟内			P 值
			偏瘫数	死亡数	恢复正常数	
正常对照组						
盐酸丁咯地尔组						
莪术组						

【注意事项】 ①小鼠尾静脉注射诱导剂的剂量必须准确;②莪术水煎液连续给动物灌胃 5 日以上更易出现阳性结果;③可将莪术水煎液适当浓缩后,将药物分为 2~3 个剂量组;④本实验可用补阳还五汤做阳性对照药组;⑤由于本实验数据为质反应资料,所以每组动物数量应在 20 只左右,以减少实验的抽样误差。

【思考题】 分析莪术抗小鼠急性脑栓塞作用的有效成分及可能的作用部位或环节。

第十四章

补益功效的中药药理实验

补益药或称补虚药,其主要功效为扶弱补虚,增强机体功能,提高机体抗病能力,临床主要用于治疗气虚、血虚、阳虚、阴虚等各种虚证。

具有补益功效中药的药理作用主要有:对免疫功能、机体适应能力、神经内分泌系统功能、物质代谢、造血功能、心血管功能等均有增强和调节作用,并有抗氧化延缓衰老等作用。增强免疫功能是补益药扶正驱邪的体现,降血糖及调脂是补益药增强和调节物质代谢的体现,抗氧化延缓衰老也是补益药补益作用的结果。主要实验方法包括:

1. 免疫功能实验　免疫功能实验方法主要有非特异性免疫功能实验与特异性免疫功能实验。非特异性免疫功能实验包括免疫器官重量实验、单核吞噬细胞吞噬功能实验等;特异性免疫功能实验包括血清溶血素水平实验、迟发型皮肤过敏反应实验、记忆获得障碍实验等。

(1) 非特异性免疫功能实验:①免疫器官重量实验常采用小鼠免疫器官胸腺、脾脏为检测脏器,以免疫抑制剂为对照,通过检测药物对免疫器官重量的影响初步观察药物对非特异性免疫功能的影响。②单核吞噬细胞吞噬功能实验常以胶体碳、中华墨汁、刚果红染料、^{131}Ⅰ白蛋白胶体、^{51}Cr标记的异种红细胞等静脉注射进入小鼠血循环,以公式计算吞噬指数,观察药物对非特异性免疫功能的影响。

(2) 特异性免疫功能实验:①血清溶血素水平实验常以鸡红细胞作免疫原,以光密度值间接判断血清中抗体形成的数量,观察药物对体液免疫的影响。②迟发型皮肤过敏反应实验常以二硝基氯苯(DNCB)为致敏物质,刺激皮肤后结合成全抗原,导致攻击部位产生过敏反应,通过观察用药后过敏反应的强度来检测药物对细胞免疫功能的影响。③记忆获得障碍实验主要通过记忆损伤模型,如小鼠跳台实验等方法,观察药物对动物记忆能力的影响。

2. 物质代谢实验　物质代谢实验主要有降血糖及调脂作用实验。降血糖实验常采用化学性损伤药物四氧嘧啶形成小鼠糖尿病模型,通过血糖值的测定研究药物对血糖的影响;调脂作用实验一般以高脂饲料喂食大鼠后导致脂质代谢紊乱,通过观察药物对血液 TC、TG、LDL 等的影响,研究药物对脂质代谢的调节机制。

3. 抗氧化实验　抗氧化实验常通过测定药物对氧自由基清除酶-超氧化物歧化酶(SOD)以及过氧化脂质(LPO)活性的影响,观察药物的抗氧化作用。

4. 抗肿瘤实验　主要有体外抗肿瘤实验及体内抗肿瘤实验,通过观察抑制肿瘤细胞的生长繁殖或对荷瘤动物的瘤重及生命延长率等方面的影响,研究药物抗肿瘤或抗肿瘤的辅助治疗作用。

第一节　药物对小鼠免疫器官重量的影响

【目的】　①学习免疫器官重量测定实验方法。②观察免疫抑制剂对小鼠免疫器官(胸腺、脾脏等)重量的影响,并了解其对免疫功能的作用及机制。

【原理】　泼尼松为免疫抑制剂,可使免疫器官(胸腺、脾脏等)减重。

89

【材料】 动物:小鼠,体重 16～18 g,雌雄各半。

药品:0.25％醋酸泼尼松溶液、六味地黄丸(规格:60 g/瓶)、环磷酰胺片。

主要器材:1 mL 注射器、鼠盒、小烧杯、眼科镊子、手术剪等、电子天平、体重秤。

【方法】 取小鼠12只,称重,随机分为正常对照组、模型对照组、环磷酰胺组及六味地黄丸组。除正常对照组外,其余三组,第一、第三、第五、第七日灌胃给予 0.25％醋酸泼尼松溶液 0.2 mL/10 g 体重。阳性对照组和六味地黄丸组分别每日 1 次,连续 7 日灌服环磷酰胺 37.5 mg/kg 体重,六味地黄丸 4.8 g/kg 体重。正常对照组和模型对照组每日 1 次,连续 7 日灌服等容积生理盐水。

于末次药后 24 小时将各组小鼠全部脱颈椎处死,剖取胸腺、脾脏,把其他组织剥离干净,用滤纸吸干水分后,用电子天平称重。计算胸腺、脾脏重量指数(mg/10 g 体重)。用统计学方法检验其差异性。

【结果】 将实验数据和结果填入表 14-1。

表 14-1　六味地黄丸对小鼠免疫器官胸腺、脾脏指数的影响($\bar{x} \pm s$)

组　别	胸腺		脾脏	
	重量(mg)	指数(mg/10 g)	重量(mg)	指数(mg/10 g)
正常对照组				
模型对照组				
环磷酰胺组				
六味地黄丸组				

【注意事项】 ①本实验必须用年幼动物;②胸腺和脾脏称重前,须把其他组织剥离干净。

【思考题】 本实验所用药物对免疫器官胸腺和脾脏有何影响? 为什么?

第二节　药物对单核吞噬细胞吞噬功能的影响(炭粒廓清法)

【目的】 ①学习小鼠炭粒廓清的实验方法。②观察免疫抑制剂对小鼠单核吞噬细胞吞噬功能的影响。

【原理】 单核吞噬细胞具有吞噬异物的功能,印度墨汁作为一种颗粒状异物(也可用胶体碳、中华墨汁、刚果红染料、^{131}I白蛋白胶体、^{51}Cr标记的异种红细胞等)静脉注入小鼠血循环后,迅速被单核吞噬细胞所清除,主要被定居在肝和脾脏的巨噬细胞所吞噬(其中肝脏的 Kupffer 细胞约吞噬 90％,脾脏巨噬细胞约吞噬 10％)。如将异物量恒定,则从血流中清除的速率可反映单核吞噬细胞的吞噬功能。

在一定范围内,颗粒的清除速率与颗粒剂量呈指数函数关系,即吞噬速度与血中颗粒浓度成正比,而与已吞噬的颗粒量成反比。如以不同时间测得的血中颗粒浓度之对数值为纵坐标,时间为横坐标作图,则两者成直线关系。此直线斜率(k)可表示吞噬速率 K(或称廓清指数),当因动物肝、脾重量可影响 K 值,也可计算校正廓清指数(α)。

【材料】 动物:小鼠,体重 18～22 g,雌雄各半。

药品:0.25％醋酸泼尼松溶液、六味地黄丸(规格:60 g/瓶)。

试剂:生理盐水、0.1％碳酸钠(Na_2CO_3)溶液、肝素、印度墨汁(生理盐水稀释 2～4 倍)。

主要器材:分光光度计或酶标仪、0.25 或 1 mL 注射器、50 或 100 μL 微量注射器、电子天平、体重秤、小烧杯、眼科镊子、毛细玻璃管、手术剪等。

【方法】　取小鼠 40 只,称重,正常对照组、模型对照组、环磷酰胺组及六味地黄丸组。除正常对照组外,其余三组,第一、第三、第五、第七日灌胃给予 0.25% 醋酸泼尼松溶液 0.2 mL/10 g 体重。环磷酰胺组和六味地黄丸组分别同时每日 1 次,连续 7 日灌服环磷酰胺 37.5 mg/kg 体重,六味地黄丸 4.8 g/kg 体重。正常对照组和模型对照组每日 1 次,连续 7 日灌服等容积生理盐水。

于末次药后 60 分钟,尾静脉注射印度墨汁 0.05～0.1 mL/10 g 体重,于注射后 2 分钟和 12 分钟用毛细玻璃管(预先用肝素溶液湿润)分别从眼眶静脉丛取血 20 μL,溶于 0.1% Na_2CO_3 溶液 2 mL 中摇匀,置分光光度计或酶标仪在波长 600～680 nm 下比色,测定吸光度(OD)。最后将小鼠脱颈椎处死,分别称取肝、脾重量。按下式计算廓清指数 K 或校正廓清指数 α。

$$K = \frac{\log OD_1 - \log OD_2}{t_1 - t_2}$$

$$\alpha = \sqrt[3]{K} \times 体重 /(肝重 + 脾重)$$

注:OD_1、OD_2 为不同时间所取血样的光密度,$t_2 - t_1$ 为取两次血样的时间差,一般以 $\bar{x} \pm s$ 表示各组的 K 值,用统计学方法检验其差异性。

【结果】　将实验数据和结果填入表 14-2 中。

表 14-2　六味地黄丸对小鼠单核吞噬细胞吞噬功能的影响($\bar{x} \pm s$)

组　别	剂量(mg/kg)	动物数(n)	廓清指数(K)	校正廓清指数(α)
正常对照组				
模型对照组				
环磷酰胺组				
六味地黄丸组				

【注意事项】　①印度墨汁需用生理盐水稀释 4～8 倍,否则注射后易致动物死亡;②尾静脉注射印度墨汁的剂量及眼眶静脉丛取血的时间要保证绝对准确;③若肝、脾重量差异不是太大,可只计算 K 值。

【思考题】　①醋酸泼尼松对小鼠单核吞噬细胞吞噬功能有何影响? 为什么? ②试从中医理论讨论六味地黄丸对免疫功能的影响。

第三节　药物对血清溶血素水平的影响

【目的】　①学习掌握利用鸡红细胞作免疫原的溶血素测定方法。②观察醋酸泼尼松对体液免疫功能的影响。

【原理】　接受鸡红细胞免疫后的小鼠,可产生抗鸡红细胞抗体(溶血素),这种抗体在体外与鸡红细胞、补体一起温育,即可使鸡红细胞溶解,释出血红蛋白,使溶液成红色。根据颜色的深浅,可反映红细胞溶出量的多少,而红细胞溶血与血清中抗体含量有关。因此,测定其上清液的光密度,则可间接判断血清中抗体形成的数量,光密度越大,则说明抗体产生量越多,反之亦然。

【材料】　动物:小鼠,体重 18～22 g,雌雄各半。

药品:0.25%醋酸泼尼松溶液、六味地黄丸(规格:60 g/瓶)。

试剂:生理盐水、5%生理盐水鸡红细胞混悬液、10%豚鼠补体。

主要器材:分光光度计或酶标仪、离心机、恒温箱、冰箱、试管架、5 mL 离心管、1 mL 微量移液器、1 mL 注射器、体重秤、鼠盒、小烧杯、眼科镊子、毛细玻管、手术剪。

【方法】 取小鼠 40 只,称重,随机分为正常对照组、模型对照组、环磷酰胺组及六味地黄丸组。除正常对照组外,其余三组,第一、第三、第五、第七日灌胃给予 0.25%醋酸泼尼松溶液 0.2 mL/10 g 体重。阳性对照组和六味地黄丸组分别同时每日 1 次,连续 7 日灌服环磷酰胺 37.5 mg/kg 体重,六味地黄丸 4.8 g/kg 体重。正常对照组和模型对照组每日 1 次,连续 7 日灌服等容积生理盐水。

免疫和连续用药 7 日后,末次给药后 24 小时,各鼠眼眶静脉取血,离心,取血清用生理盐水稀释 100 倍,取稀释血清 1 mL,与 5%生理盐水鸡红细胞混悬液 0.5 mL、10%豚鼠补体 0.5 mL 混合,于 37 ℃恒温箱中 30 分钟后,0 ℃冰箱中终止反应。然后离心,取上清液于分光光度计或酶标仪 540 nm 处比色,测定吸光度(OD),另设不加血清的空白对照,取其上清液作为比色时调"0"的基准。以吸光度(OD)读数作为判定血清溶血素的指标,用统计学方法检验其差异性。

【附注】

(1) 5%生理盐水鸡红细胞混悬液的制备:于无菌操作下,从鸡翼下静脉取血,置 100 mL 三角烧瓶中,加入相当于鸡血体积 5 倍的 Alsever's 溶液(枸橼酸三钠·$2H_2O$ 8.0 g、枸橼酸 0.5 g、无水葡萄糖 18.7 g、氯化钠 4.2 g,蒸馏水加至 100 mL,过滤,分装,高压灭菌 20 分钟,4 ℃冰箱保存备用),混匀,4 ℃冰箱贮存,可用 1 周。临用时,用生理盐水洗涤 3 次,前两次离心速度为 1 500 rpm,离心 5 分钟,弃上清液和界面的白细胞层。最后应连续两次离心(2 000 rpm,离心 5 分钟),直至血细胞比容值恒定,按此值用生理盐水配成 5%鸡红细胞混悬液(V/V)。

(2) 豚鼠补体的制备:取 2～3 只的豚鼠血,分离血清,然后用生理盐水配成 10%(即 1∶10)浓度应用。

【结果】 将实验数据和结果填入表 14-3。

表 14-3 六味地黄丸对小鼠血清溶血素水平的影响($\bar{x}\pm s$)

组 别	剂量(mg/kg)	动物数(n)	血清溶血素(OD)
正常对照组			
模型对照组			
环磷酰胺组			
六味地黄丸组			

【注意事项】 小鼠血清的稀释及吸取量要确保准确。

【思考题】 醋酸泼尼松对体液免疫功能的影响机制如何。

第四节 药物对二硝基氯苯(DNCB)致小鼠 迟发型皮肤过敏反应的影响

【目的】 ①学习掌握 DNCB 法测定小鼠迟发型皮肤过敏反应。②观察环磷酰胺对细胞免疫功能的影响。

【原理】 DNCB 是一种小分子半抗原,当将其涂抹皮肤后,可与皮肤蛋白质(角蛋白和胶原蛋白)结合成全抗原,从而激活 T 淋巴细胞转化为致敏淋巴细胞。经 10～14 日致敏后,再以 DNCB 攻击皮肤,即可致攻击部位迟发型皮肤过敏反应。

【材料】 动物:小鼠,体重 18～22 g,雌雄各半。

药品:人参皂苷、0.2%环磷酰胺溶液。

试剂:二硝基氯苯、硫化钡、伊文思蓝、丙酮、生理盐水。

主要器材:分光光度计或酶标仪、试管架、试管、0.25 mL 或 1 mL 注射器、50 μL 微量移液器、体重秤、小烧杯、眼科镊子、毛细玻管、手术剪、小鼠灌胃器。

【方法】 取小鼠 30 只,称重,随机分为模型对照组、环磷酰胺组及人参皂苷组。用脱毛剂(硫化钡加水调成稀糊状)脱去颈毛。第二日于脱毛的颈部皮肤上滴 50%DNCB 丙酮溶液 2 μL/只(直径约 2～5 mm)致敏。致敏后第四日,各组每日分别按下列安排给药 1 次,连续给药 6 日。模型对照组和环磷酰胺组,分别皮下注射法给予等容积生理盐水和 0.2%环磷酰胺溶液 0.1 mL/10 g 体重。人参皂苷组,灌胃法给予人参皂苷 0.2 mg/10 g 体重。

致敏 10 日后和连续用药 6 日后,各组各鼠用上述脱毛剂脱去腹部毛,第二日于脱毛处皮肤上滴 50%DNCB 丙酮溶液 2 μL/只进行攻击。攻击后 24 小时,各鼠尾静脉注射 1%伊文思蓝溶液 0.1 mL/10 g 体重。30 分钟后,脱颈椎处死小鼠,剪取腹部蓝染皮肤,剪碎,置于小烧杯中,用 1：1 丙酮生理盐水混合液 5 mL 浸泡 24 小时。将浸泡液过滤,取滤液于分光光度计或酶标仪 610 nm 处比色,测定吸光度(OD),以吸光度读数作为判定迟发型皮肤过敏反应强度的指标,用统计学方法检验其差异性。

【结果】 将实验数据和结果填入表 14-4。

表 14-4　人参皂苷对小鼠 DNCB 迟发型皮肤过敏反应的影响($\bar{x}\pm s$)

组　别	剂量(mg/kg)	动物数(n)	皮肤过敏反应(OD)
模型对照组			
环磷酰胺组			
人参皂苷组			

【注意事项】 ①因 DNCB 也能使人产生迟发型皮肤过敏反应,故给动物致敏或攻击时操作者须带乳胶手套;②本实验动物也可用豚鼠和兔。

【思考题】 环磷酰胺对细胞免疫功能的影响机制如何?

第五节　药物对小鼠记忆获得障碍的影响

【目的】 ①学习记忆损伤动物模型的制备方法。②观察复方党参口服液对小鼠记忆获得障碍的改善作用。

【原理】 跳台法又称一次性被动回避性反射法。将 2～10 个跳台小间并联起来,小间内放置一绝缘跳台,底部铺可以通电的铜栅。动物在训练中受到电击,可以跳上跳台逃避电击,获得记忆。模型组动物受到化学药品的损伤,在一定时间内记忆力下降,造成各种记忆障碍模型。如训练前给药可以造成学习和记忆获得障碍;训练后短时间内给药可产生记忆巩固和保持缺损;测验前给药可引起动物记忆再现障碍。在记忆障碍动物模型身上观察益智药物对动物学习记忆能力的影响。

【材料】 动物:小鼠,体重 18～22 g,雌雄各半。

药品:L-苹果酸、樟柳碱、复方党参口服液(党参 0.42 g,炙甘草 0.08 g,茯苓、陈皮、苍术、大枣各 0.1 g,炼蜜 0.33 g)。

主要器材:体重秤、小鼠灌胃器、跳台反射箱(12 cm×12 cm×30 cm)箱内用不透明黑色塑料板、底部铺有粗铜丝、间隔 0.5 cm。每格内放一直径 4.5 cm,高 4.5 cm 皮垫作为跳台(图 14-1)。

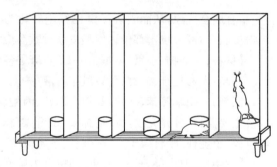

图 14-1 小鼠跳台仪模拟图

【方法】 取小鼠 40 只,称重,随机分为正常对照组、模型对照组、L-苹果酸组及复方党参口服液组,复方党参口服液组灌服复方党参口服液 10 g/kg 体重,模型对照组及正常对照组灌服等容积生理盐水(NS),每日 1 次,连续 10 日,给药第 6 日,L-苹果酸组灌服苹果酸(Mal)60 mg/kg 体重,每日 1 次,连续 5 日,末次给药后 1 小时,进行跳台训练。

训练时将跳台仪与可调变压器相连,电压控制在 36 V。训练前 10 分钟除正常对照组外,其他 3 组小鼠均腹腔注射樟柳碱(Ani)5.5 mg/kg 体重,造成小鼠记忆障碍模型。正常对照组腹腔注射等容积生理盐水。每组各有 1 只小鼠给药,平行操作,10 分钟后再给第 2 只小鼠注射。将第一批 5 只小鼠分别放在跳台仪的 5 个格子内,适应环境 3 分钟,通电,小鼠受电击后跳上跳台,跳下时以双足同时接触铜栅触电,视为错误反应,训练 5 分钟,并记录触电次数。24 小时后测试记忆成绩(5 分钟内跳下次数)。用统计学方法检验其差异性。

【结果】 将实验数据和结果填入表 14-5 中。

表 14-5 复方党参口服液对小鼠记忆获得的影响($\bar{x} \pm s$)

组　别	剂量(g/kg)	动物数(n)	记忆错误(5 分钟内错误数)	
			训练期	测试期
正常对照组				
模型对照组				
L-苹果酸组				
复方党参口服液组				

【注意事项】 ①各组实验时条件尽量保持一致,室温应控制在 20~25 ℃,保持环境安静,光线不宜过强;②对电刺激的反应小鼠之间差异较大,测量两前肢脚掌电阻在 150~300 kΩ 之间作为合格,否则弃之不用;③采用记忆损伤模型进行实验时,为保证模型复制成功,每次实验要采用同一批动物进行预试验,找出樟柳碱的最适剂量;④实验过程中及时清理铜栅上的大小便,以免影响触电效果;⑤具有益智作用的药物多作用缓慢,给药时间不宜过短,通常不少于 3~5 日。

【思考题】 樟柳碱造成实验小鼠记忆障碍的机制是什么?

第六节 药物降血糖及调血脂作用

(一) 药物对糖尿病小鼠血糖的影响

【目的】 ①学习化学性损伤胰岛 β 细胞造成糖尿病模型及测定血糖的方法。②观察药物对糖尿病小鼠血糖水平的影响。

【原理】　四氧嘧啶(alloxan)是一种 β 细胞毒剂,可选择性地损伤多种动物的胰岛 β 细胞,导致胰岛素缺乏,引起血糖持久升高,形成四氧嘧啶糖尿病。本实验通过观察药物对该模型动物的血糖水平来评价药效。血糖测定采用葡萄糖氧化酶法。葡萄糖氧化酶是一种需氧脱氢酶,能催化葡萄糖生成葡萄糖酸和过氧化氢,后者在过氧化物酶的作用下释放出氧,与 4-氨基安替比林和酚氧化缩合,生成红色醌类化合物,在波长 505 nm 处有特定吸收峰。

$$葡萄糖 \xrightarrow{\text{葡萄糖氧化酶}} 葡萄糖酸＋过氧化氢$$

$$过氧化氢＋酚＋4-氨基安替比林 \xrightarrow{\text{过氧化物酶}} 红色醌类化合物$$

【材料】　动物:小鼠,体重 18～22 g,雄性。

药品:六味地黄丸、优降糖。

试剂:四氧嘧啶、肝素、葡萄糖测定试剂盒。

主要器材:分光光度计或酶标仪、体重秤、小鼠灌胃器。

【方法】　取禁食 12 小时的健康雄性小鼠,尾静脉注射新鲜配制的四氧嘧啶生理盐水溶液,常规剂量 50～90 mg/kg 体重。3 日后取禁食 8～12 小时的小鼠,眼眶取血约 6 滴,肝素抗凝,2 500 rpm 离心 10 分钟,测定血浆葡萄糖值(葡萄糖氧化酶法)。血糖值在 11.1 mmol/L 以上的小鼠可作用糖尿病小鼠。

除 10 只正常对照组,取 30 只糖尿病小鼠,称重,随机分为模型对照组、优降糖组、六味地黄丸组。正常对照组和模型对照组小鼠灌胃给予生理盐水 10 mL/kg,六味地黄丸组分别灌胃给予 30% 六味地黄丸溶液(3 g/kg 体重)10 mL/kg,优降糖组灌胃给予优降糖(10 mg/kg 体重)10 mL/kg。每日给药 1 次,连续给药 1 周。于末次给药并禁食 12 小时后再次测定血糖值,用统计学方法检验其差异性。

【结果】　将实验数据和结果填入表 14-6。

表 14-6　六味地黄丸对四氧嘧啶糖尿病小鼠的血糖影响($\bar{x} \pm s$)

组　别	剂量(g/kg)	动物数(n)	血糖值(mmol/L)	
			给药前	给药后
正常对照组				
模型对照组				
优降糖组				
六味地黄丸组				

【注意事项】　①试剂需现配;②注射四氧嘧啶后,动物血糖水平的变化通常出现 3 个时相:早期短暂的高血糖期(因应激反应或 β 细胞功能紊乱所致);中期的低血糖期(因破坏 β 细胞作用和胰岛素释放所致,可持续 48 小时左右,有时可致动物惊厥死亡,注射葡萄糖可预防低血糖反应;持久的高血糖期:48 小时后由于 β 细胞损伤导致持久的高血糖,可维持 1 个月左右;③血糖值测定:动物需禁食 8～12 小时后取血,按葡萄糖测定试剂盒使用说明书进行测定。

【思考题】　有哪些中药具有降血糖的作用?试述其作用机制。

（二）药物对实验性高脂血症大鼠血脂的影响

【目的】　①学习动物高脂血症的造模方法。②观察药物的调血脂作用。

【原理】 给正常动物喂高脂饲料，引起脂代谢紊乱，可致实验性高脂血症。六味地黄丸可以降低这种由高脂饲料引起的实验性高血脂水平。

【材料】 动物：大鼠，体重 160 g～180 g，雄性。

药品：六味地黄丸（规格 60 g/瓶），二甲双胍。

试剂：胆固醇，猪胆盐，丙基硫氧嘧啶，猪油，总胆固醇（TC）、三酰甘油（TG）、低密度脂蛋白（LDL）测定试剂盒。

主要器材：分光光度计或酶标仪、体重秤、小鼠灌胃器。

【方法】 大鼠先在实验环境下喂以普通饲料，观察 1 周。大鼠眼眶取血后分离血清，分别测定各项血脂指标的正常值（不合格的大鼠弃掉）。除正常对照组外，其余大鼠喂高脂饲料（含普通饲料 87.3%，胆固醇 2%，猪油 10%，猪胆盐 0.5%，丙基硫氧嘧啶 0.2%），每日 10 g/100 g 体重，以形成脂代谢紊乱。2 周后测血脂 TC、TG、LDL。根据血脂（TC）水平，将 30 只大鼠随机分为六味地黄丸组、二甲双胍组、模型对照组，每组 10 只。六味地黄丸组灌胃给予 30%六味地黄丸溶液 3 g/kg 体重，二甲双胍组灌胃给予二甲双胍 0.2 g/kg 体重，正常对照组和模型组大鼠灌胃给予生理盐水 10 mL/kg 体重。每日给药 1 次，连续给药 1 周。给药 1 周后再次测定 TC、TG、LDL 值，并计算 HDL 值（HDL＝TC－LDL），用统计学方法检验其差异性。

【结果】 将实验数据和结果填入表 14－7 中。

表 14－7　六味地黄丸对大鼠血清血脂的影响($\bar{x}\pm s$)

组　别	剂量 (g/kg)	动物数 (n)	TC (mmol/L)	TG (mmol/L)	LDL (mmol/L)	HDL (mmol/L)
正常对照组	给药前 给药 1 周后					
模型对照组	给药前 给药 1 周后					
二甲双胍组	给药前 给药 1 周后					
六味地黄丸组	给药前 给药 1 周后					

【注意事项】 ①实验前应进行预试，注意高脂饲料的配制比例；②大鼠取血前需禁食 8 小时；③实验前、后测试应注意条件的一致性，否则影响实验结果；④取血部位也可采用尾部。

【思考题】 ①哪些动物适合于本实验？②血脂分为哪几种？其生化意义是什么？③有哪些中药具有调血脂的作用？

第七节　药物的抗氧化作用

（一）药物对小鼠超氧化物歧化酶(SOD)活性的影响

【目的】 ①掌握抗氧化作用的研究方法。②学习超氧化物歧化酶（SOD）的测定方法。

【原理】 超氧化物歧化酶是体内清除自由基的重要物质，它的作用是催化下述反应：

$$2(O_2^- \cdot) + 2H^+ \longrightarrow H_2O_2 + O_2$$

黄嘌呤氧化酶在有氧条件下催化底物黄嘌呤或次黄嘌呤生成尿酸,同时产生超氧阴离子自由基(O_2^-·),与氧化羟胺形成亚硝酸盐,在显色剂的作用下呈现紫红色,用可见光分光光度计测其吸光度。当被测样品中含 SOD 时,则对超氧阴离子自由基有专一性的抑制作用,使形成的亚硝酸盐减少。六味地黄丸能增强 SOD 活力,使(O_2^-·)清除增加,达到抗氧化、延缓衰老作用。

【材料】　动物:小鼠,体重 18～22 g,雌雄各半。

药品:六味地黄丸。

试剂:SOD 测定试剂盒。

主要器材:分光光度计或酶标仪、恒温水浴锅、台式离心机、微量移液器、体重秤、小鼠灌胃器。

【方法】　取小鼠 20 只,称重,随机分为六味地黄丸组及正常对照组,每组 10 只。六味地黄丸组灌胃给予 30％六味地黄丸溶液 10 mL/kg 体重,正常对照组小鼠灌胃给予等容积生理盐水。每日给药 1 次,连续给药 2 周。末次给药后小鼠眼眶取血,离心分离血清,按试剂盒说明的方法和步骤进行测定,并于 550 nm 处测定吸光度值,用公式计算 SOD 活力,用统计学方法检验其差异性。

【结果】　将实验数据和结果填入表 14 - 8 中。

表 14 - 8　六味地黄丸对小鼠血清 SOD 活力的影响($\bar{x}\pm s$)

组　别	剂量(g/kg)	动物数(n)	SOD 活力(u/mL)
正常对照组			
六味地黄丸组			

【注意事项】　①最佳取样量因样品种类不同,其 SOD 活力不一。根据酶的百分抑制率与酶的活力呈抛物线,各种测定样品取样量不一样,在每测定一种新的样品前最好选择一个最佳取样量;②除选择测试样品为血清外,还可选择红细胞及其他组织。

【思考题】　①六味地黄丸抗过氧化作用机制如何? ②自由基与衰老有什么关系?

(二) 药物对小鼠血清过氧化脂质(LPO)的影响

【目的】　①掌握 LPO 的测定方法。②观察药物的抗氧化作用。

【原理】　氧与不饱和脂肪酸反应可以形成 LPO,LPO 进一步分解为丙二醛(MDA)。硫代巴比妥酸(TBA)与 MDA 缩合成红色产物,此产物在波长 532 nm 有极大吸收峰,可用分光光度计进行定量测定,从而读得 MDA 的含量。根据 MDA 生成的多少可以判断脂质过氧化反应的情况。

【材料】　动物:小鼠,体重 18～22 g,雌雄各半。

药品:六味地黄丸。

试剂:MDA 测定试剂盒。

主要器材:分光光度计或酶标仪、恒温水浴锅、台式离心机、微量移液器、体重秤、小鼠灌胃器。

【方法】　取小鼠 20 只,称重,随机分为六味地黄丸组及正常对照组,每组 10 只。六味地黄丸组灌胃给予 30％六味地黄丸溶液 10 mL/kg 体重,正常对照组小鼠灌胃给予等容积生理盐水。每日给药 1 次,连续给药 2 周。末次给药后小鼠眼眶取血,离心分离血清,按试剂盒说明的方法和步骤进行测定,并于 532 nm 处测定吸收度值,用公式计算 MDA 含量,用统计学方法检验其差异性。

【结果】 将实验数据和结果填入表 14-9 中。

表 14-9 六味地黄丸对小鼠血清过氧化脂质的影响($\bar{x} \pm s$)

组　别	剂量(g/kg)	动物数(n)	MDA(nmol/mL)
正常对照组			
六味地黄组			

【注意事项】 加热时间与温度对实验结果影响较大,应严格控制,各组间应力求一致。

【思考题】 试述六味地黄丸的延缓衰老的机制。

第八节　药物的抗肿瘤作用

【目的】 ①学习抗动物移植性肿瘤实验方法。②观察药物对在体肿瘤生长的抑制性影响。

【原理】 动物移植性肿瘤实验法是目前最常用的抗肿瘤实验方法。其具有易于实施,成功率高,可在短时间内获得大量生长相当均匀的肿瘤,供实验使用;通过观察动物的一般状况、体重、抑瘤率或死亡率等,可判断药物有无抗肿瘤或辅助治疗作用。本实验以 HepA 肿瘤小鼠为模型,给予有一定抗癌活性的药物,以瘤重抑制率评价该药的抗癌活性。

【材料】 动物:小鼠,单一性别,体重 18～22 g。接种 HepA 瘤株并饲养 7～10 日的小鼠。

药品与试剂:黄芪多糖(1 g 约从 1.3 g 黄芪生药中提取)、75%医用乙醇、1%碘酊、生理盐水、5-氟尿嘧啶(5-FU)。

主要器材:高压灭菌器、超净工作台、手术剪刀、手术镊子、0.25 mL 注射器、5 mL 注射器、玻璃平皿、研钵、滤纸、消毒棉球、普通显微镜、血细胞计数板、电子天平、体重秤。

【方法】

(1) 制备实验用肿瘤细胞悬液:将接种 HepA 瘤株并饲养 7～10 日的小鼠依次以碘酒、酒精消毒腹部及周围皮肤,从其腹部抽取带有瘤细胞的腹水接种于数只小鼠。7 日左右后可见动物腹部明显变大。将动物脱颈椎处死,腹部消毒后自动物腹部抽取带有瘤细胞的腹水,于超净工作台中操作,将瘤细胞液用灭菌生理盐水稀释 1:2～1:3 倍左右(用血细胞计数板,通过显微计数,台盼蓝据染实验示:活细胞比例大于 95%,细胞浓度控制在 2×10^7/mL 左右),放置冰袋上或 4℃冰箱中备用。

(2) 接种小鼠:严格消毒实验动物的腋下皮肤,给动物腋部皮下注射已经稀释制备的瘤细胞悬液,0.2 mL/只。

(3) 分组给药:除 10 只正常对照组外,将 30 只已接种肿瘤的小鼠随机分为模型对照组、黄芪组、5-氟尿嘧啶(5-Fu)组。黄芪组灌胃黄芪多糖 80 mg/kg 体重、模型对照组灌胃等容积生理盐水,每日 1 次,连续 10～15 日;5-氟尿嘧啶组腹腔注射 5-FU(25 mg/kg 体重),隔日给药。实验期间,注意观察记录动物的一般情况、体重、食欲、反应、死亡等。

(4) 结果观察　实验结束时,小鼠逐个称重,然后将动物脱颈椎处死,剖取动物腋下肿瘤组织(瘤块),电子天平称其湿重。按下列公式计算抑瘤百分率,用统计学方法检验其差异性。

$$抑瘤率(\%) = 1 - \frac{治疗组平均瘤重}{对照组平均瘤重} \times 100\%$$

【结果】 将实验数据和结果填入表 14-10。

表 14 - 10   黄芪多糖对 HepA 肿瘤小鼠实验的治疗结果($\bar{x} \pm s$)

| 组 别 | 剂量(g/kg) | 动物数(n) | 死亡率(%) | 体重(g) | | 瘤重(g) | 抑瘤率(%) | P 值 |
				实验前	实验后			
正常对照组								
模型对照组								
5-氟尿嘧啶组								
黄芪多糖组								

【注意事项】 ①实验瘤株还可选用小鼠黑色素瘤 B_{16}、肺癌 Lewis,大鼠实验可选用 W_{256} 等;②实验所用器械均需经过严格高压消毒,要求在无菌条件下试验,应注意消毒操作以及防止污染,并注意实验者自身防护;③每组动物数量至少在 10 只以上,每次实验动物性别一致;④实验前需要进行预试,以确定瘤细胞液稀释度以及动物接种瘤细胞液的量——一般每只动物接种 0.1～0.2 mL。从制备肿瘤细胞悬液至接种的整个过程应在 60 分钟内完成。高温季节实验,应注意降温,可在盛有瘤源的器皿周围放置冰块;⑤如果模型对照组肿瘤组织平均重量低于 1 g(或者 20% 动物肿瘤重量低于 0.4 g),表示肿瘤生长不良,本次实验失败;⑥阳性对照药物还可使用环磷酰胺每日 30 mg/kg 体重;⑦荷瘤小鼠一般生存期为 25 日左右,延长实验时间,可以观察药物对荷瘤动物生存期的影响;⑧瘤块瘤液污染常是接种失败的主要原因,应切实注意;⑨本实验需重复三次以验证其可靠性,抑瘤率大于 30% 者,可考虑进一步扩大瘤谱或进行其他药理研究;⑩还可选用人参提取物(1 g 约从 10 g 人参生药中提得)25 mg/kg 体重。

【思考题】 ①动物移植性肿瘤实验研究法的优越性。②黄芪抗肿瘤的作用表现、有效成分以及作用机制。

下　篇

中药药理设计性实验

第十五章

实验设计概述

实验研究是医学研究中常用的方法之一。由于实验研究对象是动物,是有生命的机体,具有广泛的变异性,对于外界刺激的反应千变万化,这将混淆或掩盖实验结果的真实差异。为了保证实验结果的真实可靠,研究者通过实验设计来完成实验全过程。

实验设计是医学科学研究中如何合理地安排实验因素、考察药物效应的重要部分。实验设计内容包括目的、材料、方法、数理统计方法和结果分析等。

实验设计的任务就是通过控制误差,排除干扰,寻找主因,鉴别差异,修正数据,验证方法,发掘信息,使实验研究高效率地获得高水平成果。

第一节 实验设计的基本原则及内容

1. 实验设计的基本原则

(1) 对照原则:对照原则指在确立接受处理因素的实验组时,同时设立不接受处理因素的对照组。实验组与对照组除了处理因素不同以外,其他条件应相同或接近,即均衡性好。这样才能平衡非处理因素对实验结果的影响,把处理因素的效应充分显示出来。所以,对照是控制混杂因素的基本措施。对照的方式有多种,可依据研究目的和内容选择,动物实验研究中常用的对照组有以下几种:

● 空白对照:空白对照是一种不施加任何处理的对照,有时亦称正常对照。在动物实验中经常采用。空白对照简单易行。

● 实验对照:实验对照是对照组不施加处理因素,但施加某种与处理因素有关的实验因素的对照。当处理因素的施加伴随其他因素时,若这些因素有可能影响实验结果,应该设立实验对照,以保证组间的均衡性。例如,在动物实验中,研究切除甲状腺对白细胞生成的影响,对照组也必须进行麻醉、切开、暴露甲状腺、缝合等手术操作,只是不切除甲状腺,又称为假手术组。

● 自身对照:自身对照是对照与实验在同一受试对象进行的一种对照。这种对照形式不需要另设对照组,可节省样本量,并避免个体差异所引起的误差。由于简单易行,使用广泛。在实验中往往将处理前作为对照。

● 组间对照:组间对照是指把动物分成给药组和对照组进行比较。对照的性质有两种,即空白对照和已知药物对照(平行对照)。后者用具有肯定药理作用的标准药物。空白对照的目的在于排除可能出现的假阳性反应;已知药物对照目的在于排除可能出现的假阴性反应。在确定一个药物的药理作用时,两种对照都是必需的。

(2) 随机化原则:随机化是用随机的方式抽取样本,使符合条件的实验对象参加实验的机会相同,同时将处理随机的分配给样本中的每一个受试单位,使每个受试单位被分到实验组与对照组的机会均等。随机化使非处理因素在实验组与对照组中的影响较为一致,是保证比较组间有良好均衡性的重要手段之一。常用的随机分组方法如下:

● 完全随机分组:该分组方法是利用随机数对实验单位分组,且不要求各组例数相等。

● 区组随机分组:区组是由若干特征相似的试验单位组成。如同一窝实验动物,性别相同,体重相近的受试对象都可以是同一个区组。区组随机分组是将每一区组内的处理顺序随机排列。

● 分段随机分组:若样本含量大,可采用分段随机分组。其基本方法是将分组过程分为多个阶段进行,每个阶段只对若干个受试单位随机分组。

(3)重复原则:重复是指在相同的实验条件下,进行多次研究或多次观察。其主要包括了三个方面的涵义:

● 同一实验指标的重复观察:这是为了保证观察结果的精度。例如,一般对血压测量 3 次,以 3 次的平均值为最终测量结果。

● 多个实验单位的重复观察:由于变异的存在,实验误差的产生,使同一实验条件下的实验单位具有不同的观察结果,为了避免把个别现象误认为普遍情况,必须在相同的实验条件下,通过一定数量实验单位的重复观察,才能得出可靠的结论,掌握观察结果变异的规律,这里的"一定数量"就是指样本含量,因此,准确的估计一个实验的观察单位,是实验设计的重要内容。

● 整个实验的重复。一个实验具有可重复性才具有可靠性、科学性。

2. 实验设计的内容

实验设计由专业设计和统计设计两部分构成。如果专业设计不科学,统计设计不正确,必然导致错误的结论,结果造成人力、物力和财力的浪费。

(1)专业设计:专业设计的内容有课题的选定,效应指标的确定和实验方法的选择。

(2)统计设计:统计设计的内容有研究对象数量的确定,对照组的选定,随机分组原则,统计分析方法的选定和控制误差。

第二节 实验的基本程序

实验研究过程包括了 4 个基本阶段,即选题阶段、设计阶段、实践阶段和数据处理阶段,各个阶段丝丝入扣,紧密相连。

1. 选题阶段 选题阶段大致经过 4 个步骤:①提出问题,形成初始意念;②查阅文献;③形成假说,假说是在初始意念的基础上,通过查阅文献,以已知的科学事实为依据,进行科学总结、推测而形成的,是初始意念的深化、系统化;④陈述问题,陈述主要说明选题的依据、背景及进展,选题的特点及创新之处,假说的形成过程及内容,拟取的实验手段、工作进程、预期结果以及课题的水平和学术、应用价值等。

2. 设计阶段 设计阶段是连接陈述与实践阶段的桥梁,该阶段要围绕如何验证假说或提出的问题设计制定一个实施方案,即设计方案。

3. 实践阶段 该阶段即按照设计方案进行实验研究,搜集论证假说的依据,积累数据资料。

4. 数据处理阶段 这一阶段也要经过 3 个步骤完成:①数据资料的整理;②数据资料的分析;③得出结论。这一阶段通过对研究实践所得资料的分析、综合、归纳、演绎等思维过程,完成对假说的科学论证。

第三节 实验动物给药剂量的设计

在药理实验中,选择合理的药物剂量十分重要。剂量偏低难于显示药效,但剂量过高,甚至超过毒理试验剂量,其实验结果就没有意义。进行药效对比时,一般选用中剂量。进行药物解毒或拮抗实验时,剂量应偏高一些。反之,进行药物协同作用实验时,剂量应偏低一些。

1. 最佳剂量的选择　最佳剂量的确定,应从小剂量开始,试用后如未出现任何不良反应,根据药物剂量-效应规律,此时增加一倍量,不会引起严重中毒,随着剂量的递增,每次增加的比例要逐步减少到30％～35％,具体方案见表15-1。

表 15-1　剂量递增方案

实验次数	递增方案	所用剂量(mg/kg)	实际例子	
			较前增长值	较前增长率(%)
1	D	20		
2	2D	40	20	100(20/20)
3	3.3D	66	26	65(26/40)
4	5D	100	34	50(34/66)
5	7D	140	40	40(40/100)
6	9D	180	40	29(40/140)
7	12D	240	60	33(60/180)
8	16D	320	80	33(80/240)
以后均按增长率30％～33％递增				

由表中可以看出,每次增长值越来越大,但所增长的比例(增长率)则越来越小,渐趋近于30％～33％。依次递增,直到产生疗效或出现反应。

2. 多剂量实验中剂量间距的确定　多剂量实验中各组剂量应该取"等比例数"。剂量间距的确定可分以下几种情况:

(1) 整体动物药效实验:通常取1:3:9或1:2:4:8。间距太小,易出现相邻药效倒置现象。间距太大,药效易处于S形曲线平坦处,不利于对比分析。

(2) 离体器官药效实验:通常按1:10的比例安排剂量,即1:10:100:1 000……如果在其间再插中间剂量,可用相邻剂量的比值中项(M),$M = (A \times B)^{1/2}$,取3.16或其近似值3,即1:3:10:30:100。

(3) 计算LD_{50}或ED_{50}的实验:要求0％到100％之间有3～6个剂量组。质反应的计数资料一般取1:0.6～1:0.85的组间比值,量反应的测量资料则根据数据性质取1:0.1～1:0.5的组间比值。

3. 剂量换算

(1) 同种动物的剂量换算:一般药理实验的动物每千克体重剂量(mg/kg)是指规定种属的成年动物的剂量。若同种动物体重相差很大,或由成年动物估计幼年、老年动物,其每千克体重剂量也应进行调整。同种动物之间进行折算,可采取以下比例式:

$$D_1 : D_2 = A_1 : A_2 = W_1^{2/3} : W_2^{2/3}$$

式中,D_1与D_2分别代表已知的给药剂量和将换算的给药剂量。W_1和W_2分别代表各动物的体重;A_1与A_2分别代表2个动物的体表面积。动物的体表面积不易直接测定,一般可根据体重和动物体型,按下式近似的换算:

105

$$A = R \times W^{2/3}$$

式中，A 是动物体表面积(m^2)，W 体重(kg)，R 是动物的体型系数，参看表 15-2。

表 15-2　不同动物的体型系数

体型系数	小鼠	大鼠	豚鼠	兔	猫	犬	猴	人
R	0.06	0.09	0.099	0.093	0.082	0.104	0.111	0.1~0.11

(2) 不同种属动物间的剂量换算：不同动物间的剂量换算，是很复杂的问题。药物不同，观察指标不同，动物不同，都会影响换算比值，并没有统一的规律。现介绍常用的等效剂量折算系数法由表 15-3 查出折算系数(K)，再按下式计算：

$$D_B = K \times D_A$$

D_A 为 A 种动物的剂量(mg/只)，D_B 为 B 种动物的剂量(mg/只)

表 15-3　不同动物等效剂量(mg/只)的折算系数

A 种动物	B 种动物							
	小鼠 20 g	大鼠 200 g	豚鼠 400 g	兔 1.5 kg	猫 2 kg	猴 4 kg	犬 12 kg	人 70 kg
小鼠 20 g	1.0	7.0	12.25	27.8	29.7	64.0	124.0	388.0
大鼠 200 g	0.14	1.0	1.74	3.9	4.2	9.2	17.8	56.0
豚鼠 400 g	0.08	0.57	1.0	2.25	2.4	5.2	9.2	31.5
兔 1.5 kg	0.04	0.25	0.44	1.0	1.08	2.4	4.5	14.2
猫 2 kg	0.03	0.23	0.41	0.92	1.0	2.2	4.1	13.0
猴 4 kg	0.016	0.11	0.19	0.42	0.4	1.0	1.9	6.1
犬 12 kg	0.008	0.06	0.19	0.22	0.23	0.52	1.0	3.1
人 70 kg	0.002 5	0.018	0.031	0.07	0.078	0.16	0.32	1.0

【例】 某一中药复方，人 1 日用量 60 g，假设人体重为 70 kg，现欲求 20 g 小鼠的给药剂量。计算步骤如下：

(1) 首先从表 15-3 中的左面第 1 列 A 种动物中找到人 70 kg，然后向右找到 B 种动物中小鼠 20 g，查找二者的等效剂量折算系数：0.002 5。

(2) 按 $D_B = K \times D_A$ 公式计算：20 g 小鼠给药剂量 = 0.002 5 × 60 g = 0.15 g

(3) 将 20 g 小鼠给药剂量折算成千克体重：0.15 g : 20 g = x : 1 000 g　x = 7.5 g/kg

第四节　常用统计方法的应用
（附：常用统计软件介绍）

随着药理学研究从定性的描述进入到定量的分析，统计分析方法作为研究的一种重要工具已经越来越受到人们的重视。它能帮我们从客观的统计标准，从一系列实验数据中归纳出具有规律性的信息，进而较有把握地推断出带有普遍意义的结论。

药效统计分析的任务，不仅是运用统计学手段来判断药效的有无，而且还要通过它来比较药效的强弱、效价的大小,提出最优的疗程和药物的联用方案,安排合理的实验设计,为药物筛选、生物检定和临床药效评价提供条件。

由于统计分析方面的专业书籍越来越多,加上本书的编写目的和篇幅所限,本节主要侧重于从计数资料和计量资料两方面来介绍统计分析方法的选择。其目的在于让学生从宏观角度掌握统计分析方法,逐步形成统计思想,建立统计分析的思路。至于具体的统计分析参数的计算,显著性检验的公式及计算方法,请参考有关专业书籍。

1. 计数资料统计分析方法的选择　计数资料又称质反应资料。计数资料的显著性检验最常用于两组阳性率的统计分析,在药理统计分析中,还应根据资料特点,如有无配对关系,有无等级关系等计数资料统计分析法的选择因素,来选择适当的统计分析方法。常用计数资料的统计分析方法见表 15-4。

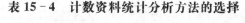

表 15-4　计数资料统计分析方法的选择

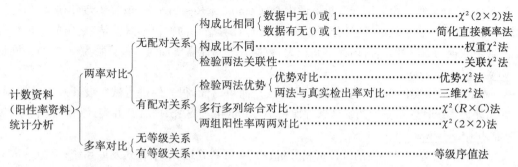

2. 计量资料统计分析方法的选择　计量资料又称量反应资料,是对每个观察对象测量某项指标的数值大小所得到的资料。计量资料内涵的信息比计数资料丰富,是药效统计分析中最为常用的资料类型。计量资料的统计分析方法基本可以归为两大类,即"参数统计"和"非参数统计"。前者常需要有一个总体分布的前提,一般是要求数据资料的分布情况符合"常态分布"。多数情况下,一组计量数据的分布情况是符合常态规律的,因而参数统计方法是重要的常规分析方法。药理分析中,也会遇到一些数据资料不符合常态分布或其他分布,或有时分布情况不能确定。在这种情况下,除有时可以通过数据转换的方法转为正态分布(或其他分布)来应用相应的分析方法外,通常的统计方法就不适用,这时可采用非参数统计方法。常用计量资料统计分析方法见表 15-5:

表 15-5　计量资料统计分析方法的选择

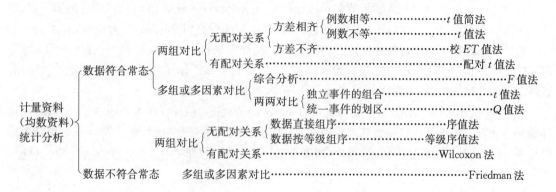

【附】 常用统计软件介绍

1. SAS 统计软件　SAS 是英文 statistical analysis system 的缩写,翻译成汉语是统计分析系统。SAS 系统具有十分完备的数据访问、数据管理、数据分析功能。在国际上,SAS 被誉为数据统计分析的标准软件。SAS 系统是一个模块组合式结构的软件系统,共有 30 多个功能模块。SAS 是用汇编语言编写而成的,通常使用 SAS 需要编写程序,比较适合统计专业人员使,而对于非统计专业人员学习 SAS 比较困难。SAS 最新版为 9.0 版。网址:http://www.sas.com/。

2. SPSS 统计软件　SPSS 是英文 statistical package for the social science 的缩写,翻译成汉语是社会学统计程序包。SPSS 系统特点是操作比较方便,统计方法比较齐全,绘制图形、表格较有方便,输出结果比较直观。SPSS 是用 FORTRAN 语言编写而成。适合进行从事社会学调查中的数据分析处理。最新版为 20.0 版。网址:http://www.spss.com/。

3. Stata 统计软件　由美国计算机资源中心(Computer Resource Center)1985 年研制。特点是采用命令操作,程序容量较小,统计分析方法较齐全,计算结果的输出形式简洁,绘出的图形精美。不足之处是数据的兼容性差,占内存空间较大,数据管理功能需要加强。最新版为 12.0 版。网址:http://www.stata.com/。

4. Minitab　由美国宾州大学研制。其特点是简单易懂,很方便进行试验设计及质量控制功能。在国外大学统计学系开设的统计软件课程中,Minitab 与 SAS、BMDP 并列。最新版本为 16.0 版,网址:http://www.minitab.com/。

5. Statistica　为一套完整的统计资料分析、图表、资料管理、应用程式发展系统;美国 StatSoft 公司开发。能提供使用者所有需要的统计及制图程序,制图功能强大,能够在图表视窗中显示各种统计分析和作图技术。

6. CHISS 统计软件　CHISS 是英文 chinese high intellectualized statistical software 的缩写,翻译成汉语是中华高智统计软件,由北京元义堂科技公司研制,解放军总医院、首都医科大学、中国中医研究院等参加协作完成。2001 年推出第 1 版。CHISS 是一套具有数据信息管理、图形制作和数据分析的强大功能,并具有一定智能化的中文统计分析软件。CHISS 的主要特点是操作简单直观,输出结果简洁。既可以采用光标点菜单式也可采用编写程序来完成各种任务。CHISS 用 C++ 语言、FORTRAN 语言和 delphi 开发集成,采用模块组合式结构,已开发 10 个模块。CHISS 可以用于各类学校、科研所等从事统计学的教学和科研工作。最新版为 CHISS 2010 版。网址:http://www.chiss.cn。

7. PEMS 统计软件　PEMS 是英文 package for encyclopaedia of medical statistics 的缩写,汉语是中国医学百科全书——医学统计学软件包。它以《中国医学百科全书》一书为蓝本,开发的一套统计软件。系统特点是实现各种统计方法的计算。统计方法比较齐全,功能比较强大。PEMS 采用 TURBO C 和 TURBO BASIC 语言编写完成,比较适合从事医学工作的非统计专业人员使用。最新版为 PEMS 3.1 版。网址:http://www.pems888.com/。

8. DAS 统计软件　DAS 是英文 drug and statistics 的缩写,翻译成汉语是药理学计算软件,由孙瑞元等开发。特点是内容涵盖基础药理学、临床药理学、药学、医学统计学。能多种处理结果同时显现。EXCEL 平台使用方便,智能化,图表直接插入文档。网址:http://www.drugchina.net/。

第十六章
实验报告的书写格式

（一）实验报告的书写格式（本科生）

实验报告是实验课内容的一部分。书写实验报告是实验课的必须要求,也是对实验课教学的一种书面考查。实验报告对于同学们将来总结研究资料,撰写毕业或学术论文都是一种非常必要的和有益的训练。通过书写实验报告,不仅训练同学们书写实验报告的方法和技巧,学会书写实验报告,还在于培养同学们实事求是的科学态度和作风,有利于树立和加强科学观念和学术意识。

实验报告的书写格式应包括以下项目和内容。

1. 一般情况

包括姓名、班级、组别、同组者、室温及日期等

2. 具体内容

（1）实验题目；

（2）实验目的；

（3）实验材料（动物、药品与试剂、主要器材）；

（4）实验方法；

（5）实验结果；

（6）讨论与小结。

（二）实验研究报告的书写格式（研究生）

实验研究报告的目的在于将实验研究的过程和取得的结果展示出来,交流实验研究的结果和研究者对某个问题的看法,使更多的人了解这项实验研究。

实验研究报告的书写格式应包括以下项目和内容

（1）实验研究报告的题目；

（2）摘要；

（3）问题的提出与研究的假设；

（4）实验材料（动物、药品与试剂、器材）；

（5）实验方法；

（6）实验结果；

（7）实验讨论与结论；

（8）参考文献。

第十七章

设计性实验例证

第一节　设计性实验教案

【目的】

通过本设计性实验阶段,使学生结合中西医药相关理论及药理实验基本知识,围绕某一单味中药或复方的主治和/或功效,进行实验设计,并按实验设计方案实施实验。通过对实验数据的统计分析,获得实验结果,并结合实验结果进行讨论,得到最终的结论。以此来培养学生的自学能力、综合运用知识、分析及解决问题的能力和创新能力。

【教学要点及内容安排】

1. **选题**　学生可在教师指定的课题范围内任选一题,也可自选课题。教学要求为:

(1) 介绍中药药理实验设计的基本要求(见第 15 章)。

(2) 介绍中药功效的研究思路及与作用相关的药理指标。

(3) 提供本校药理实验的基本仪器以便学生进行实验有可操作性。

(4) 指导学生查阅相关文献,初步确定实验题目。

(5) 鼓励学生写一篇与所选课题相关的小综述。

2. **方案设计**　在掌握文献的基础上,设计所选课题实验方案,内容包括:

(1) 设计依据。

(2) 实验材料:动物、药品、试剂、器材。

(3) 实验方法:分组、剂量设置、给药方法、观察指标、统计方法。

(4) 参考文献。

3. **交流与点评**

(1) 学生设计方案后,由 3~5 人为 1 小组,进行组内交流。

(2) 每组推选一名学生进行全班交流,其他学生可提出补充意见。

(3) 指导教师对实验方案进行点评、审阅。

4. **实施方案及总结报告**　根据教师审定的方案进行实验,实验完成后撰写一篇实验论文。

(1) 对设计方案中全部或部分项目进行实验操作。

(2) 根据实验结果进行数据统计、分析、讨论与总结。

5. **具体实验设计案例**　见本章第 2—3 节内容。

6. **请学生自行进行设计性实验题目举例如下**

【设计性实验题目】

(1) 雷公藤具有祛风除湿、活血通络、消肿止痛等功效,可用于风湿性关节炎、类风湿关节炎、跌打损伤等的治疗。请设计雷公藤对抗急性炎症反应的药效学实验。

(2) 四逆汤由附子、干姜和炙甘草组成,具有回阳救逆之功效。现代研究发现该方有强心、升

110

压、抗休克等作用,对于失血性休克具有一定对抗作用。请设计四逆汤对抗失血性休克的实验。

(3) 请根据香附的行气解郁功效设计相关的药效学实验。

(4) 请设计云南白药的止血的药效学实验。

(5) 酸枣仁汤具有安神的功效,请设计与该功效相关的药效学实验。

(6) 长期服用人参有延缓衰老的作用,请根据其作用设计相关药效学实验。

第二节　大黄泻下功效的药理实验设计

第一部分　文献综述及实验设计

根据查阅的文献,写出大黄现代药理作用的研究进展及大黄泻下功效的药效学实验研究的设计方案。

第二部分　实验论文

大黄具有泻热通肠、凉血解毒、逐瘀通经之功效,主治实热便秘、积滞腹痛、泻痢不爽、湿热黄疸、血热吐衄、目赤、咽肿、肠痈、痈肿疔疮、瘀血经闭、跌打损伤等。根据现代中药药理学研究结果,其泻下功效主要与其对机体肠道运动的作用相关。本研究着重探讨大黄对肠道运动的影响。

【实验材料】　动物:小鼠(标明品系,如昆明种),20～22 g,雌雄各半,由×××单位提供,合格证号:×××。豚鼠250 g(或家兔2 kg),雌雄不拘,由×××单位提供,合格证号:×××。

药品与试剂:生大黄液,取生大黄适量,冷浸24小时,过滤,配成1 g(生药)/mL。制大黄液,取制大黄适量,浸泡2小时,大火煮沸后,文火煮15分钟,过滤;药渣同法煮10分钟,过滤,合并两次滤液,浓缩成1 g(生药)/mL。临用时分别加入活性炭,配制成含炭末0.1 g/ml的混悬液,同时配制含炭末0.1 g/mL的炭末生理盐水混悬液作为对照液。

主要器材:小鼠灌胃器、1 mL、10 mL注射器、蛙板、手术剪、眼科镊、鼠盒、干燥箱、方盘、平皿、直尺、离体实验装置、超级恒温器、生理记录仪及压力换能器、手术器械、100 μL移液器、体重秤。(仪器请写出型号、厂家)

【方法与结果】

1. 炮制对泻下作用的影响——生大黄与制大黄对小鼠排便时间和数量的比较　取禁食不禁水20～24小时的小鼠,称重编号,随机分为正常对照组、生大黄组和制大黄组,每组10只。分别灌服炭末生理盐水混悬液(含炭末0.1 g/mL)、生大黄液(含炭末0.1 g/mL)、制大黄液(含炭末0.1 g/mL)0.5 mL/只,观察并记录各鼠首次出现黑便的时间、粪便的形状以及3小时内排便数量,计算各组以上指标的平均数($\bar{x}$)和标准差(s),各指标以($\bar{x}\pm s$)表示,用统计学方法检验其差异性。结果见表17-1(注:实验结果统计后应判断统计学上是否有显著性差异,并予以分析,下面每一实验均相同要求)。

表 17－1　生大黄与制大黄对小鼠排便时间和数量的比较($\bar{x}\pm s$)

组　别	药物剂量(g/kg)	动物数(n)	首次排便时间(分钟)	排便数量(次)	粪便形状
正常对照组					
生大黄组					
制大黄组					

2. 生大黄对小鼠小肠运动的影响　取禁食不禁水 20～24 小时的小鼠,称重、编号,随机分为正常对照组和生大黄组,每组 10 只。给药组动物灌胃给予生大黄液(含炭末 0.1 g/mL)0.2 mL/10 g,对照组灌胃给予等容积炭末生理盐水混悬液(含炭末 0.1 g/mL)。20 分钟后脱颈椎处死动物,剖开腹腔,分离肠系膜,剪取上端至幽门,下端至回盲部的肠管,轻轻将小肠拉直,准确量取从幽门至炭黑推进前沿的长度为"炭末推进距离"以及小肠总长度,按下式计算推进百分率。计算各组炭末推进百分率的平均数($\bar{x}$)和标准差(s),各组结果以($\bar{x}\pm s$)表示,用统计学方法检验其差异性。结果见表 17-2。

$$炭末推进率(\%) = \frac{炭末推进距离}{小肠总长度} \times 100\%$$

表 17-2　生大黄水煎液对小鼠小肠推进作用的影响($\bar{x}\pm s$)

组　别	剂量(g/kg)	动物数(n)	炭末推进距离(cm)	小肠总长度(cm)	炭末推进率(%)
正常对照组					
生大黄组					

3. 生大黄对小鼠不同肠段水分的影响　取禁食不禁水 20～24 小时的小鼠,称重编号,随机分为正常对照组和生大黄液组,每组 12 只。药物组动物灌胃给予生大黄液 0.2 mL/10 g,正常对照组灌服等容积蒸馏水。分别于给药后 2、3、4、5 小时,每组各取 3 只小鼠,颈椎脱白法处死,剖开腹腔,暴露肠管;用眼科剪剪开肠系膜,小心自幽门下端用线结扎,剪断肠管;再于回盲部上边结扎,剪断肠管,取出该段小肠。再于直肠末端结扎,剪断肠管,取出大肠。分别用天平称量各鼠小肠和大肠湿重并记录,然后将各鼠小肠和大肠置于 90 ℃干燥箱内烘 2 小时至干燥,取出称干重。肠内水分可用下面公式计算。计算各组小肠和大肠汗水百分比的平均数($\bar{x}$)和标准差(s),将所得数据以($\bar{x}\pm s$)表示,并进行统计学处理和比较。结果见表 17-3。

$$含水比(\%) = \frac{湿重-干重}{干重} \times 100\%$$

表 17-3　生大黄水煎液对小鼠不同肠段水分吸收的影响(含水比%,$\bar{x}\pm s$)

给药后时间(h)	对照组		生大黄组	
	小肠	大肠	小肠	大肠
2				
3				
4				
5				

注意事项:①剪取肠段时动作一定要轻柔,以免肠管内水分丢失而影响重量;②每组给药量与给药后处理时间要准确,否则影响实验结果的准确性;③大黄不可久煎,以 10～15 分钟为宜。

4. 生大黄对离体肠管平滑肌的影响

(1) 离体肠管制备:取豚鼠或家兔 1 只,右手握木捶向枕骨部猛击致昏迷或麻醉,迅速剪开颈动脉放血致死,剖开腹腔,取出十二指肠、空肠及回肠,用注射器抽取台氏液冲洗肠内容物,然后置于通入空气或氧气的盛有冷台氏液的器皿中,沿肠壁剪去肠系膜,将肠管剪成 2～3 cm 的小段备用。

（2）安装离体实验装置:将超级恒温器经橡皮管与麦氏浴槽相连,使水温保持在 38±0.5 ℃。将压力换能器与生理记录仪连接。

（3）固定离体肠管:取制备好的小肠一段,两端各穿一线,其中一线固定于"L"形通气管上,放入盛有 10 mL 台氏液的浴槽内,固定"L"形通气管,并将其与充气泵或氧气袋相连,缓慢通入气泡（50～60 个气泡/分钟）。肠管另一端与压力换能器相连,加 1 g 负荷,打开记录仪,稳定 10～20 分钟后开始进行实验。

（4）加药:在加药前线描记一段正常肠肌收缩曲线,然后再加入生大黄水煎液（1 g 生药/mL）0.1 mL/次,在低浓度时如果观察 30 秒肠管如无收缩则再次加药,直到最大反应浓度。当收缩达到一定高度再加入上一浓度仍无变化则为最大反应浓度。以最大浓度的收缩高度为 100%,计算出每次生大黄水煎液的收缩百分率,横坐标为生大黄浓度,纵坐标为各浓度的收缩率（%）,做出生大黄的量效曲线。

讨论及结论:结合大黄的化学成分、功效主治和实验结果讨论大黄的泻下作用特点、影响因素及机制,并得出结论。

第三节　当归补血汤补血功效的药理实验设计

第一部分　文献综述及实验设计

根据查阅的文献,写出当归补血汤现代药理作用的研究进展及当归补血汤补血功效的药效学实验研究的设计方案。

第二部分　实验论文

当归补血汤,由黄芪和当归两味药以 5∶1 比分组成的,具有益气生血的功效,主治血虚发热证。肌热面红,烦渴欲饮,脉洪大而虚,重按无力。亦治妇人经期、产后血虚发热头痛;或疮疡溃后,久不愈合者。

血虚证可由多种原因诱发,比如失血过多,或脾胃虚弱,血液生化之源不足,或因瘀血阻滞心血不生等引起。其主要症状为面色苍白或萎黄,唇、舌、指甲淡而无华,头晕,眼拓,心悸,失眠,手足发麻,脉细数无力。表现为全血细胞减少,骨髓功能低下。这些与现代医学的"贫血"是一致的。本研究主要围绕当归补血汤补血功效,选择三种血虚动物模型,探讨该方对小鼠造血系统的影响。

【材料】　动物:小鼠（标明品系,如昆明种）,20～22 g,雌雄各半,由×××单位提供,合格证号:×××。

药品:当归补血汤水煎液（取黄芪 100 g,当归 20 g,加蒸馏水浸泡 1 小时,然后煮沸 2 次,每次 1 小时。合并水煎液,浓缩至水煎液浓度为 1 g 生药/mL,临用时以蒸馏水配成所需浓度）。

试剂:环磷酰胺粉针剂（0.2 g/支）、乙酰苯肼（APH）。

主要器材:体重秤、灌胃器、1 mL 注射器、细胞计数仪或血细胞计数板、显微镜、天平（仪器请写出型号、厂家）。

113

【方法与结果】

1. 对化学性损伤血虚模型的作用　取小鼠，雌雄各半，随机分为正常对照组、模型对照组和当归补血汤组，每组10只。当归补血汤组小鼠灌胃给予当归补血汤0.2 mL/10 g，其他两组小鼠灌胃给予等容积生理盐水，每日一次，连续给予7日。模型组和当归补血汤组小鼠于第三、第四、第五日分别腹腔注射环磷酰胺50 mg/kg，正常组小鼠同时腹腔注射等容积的生理盐水。第八日小鼠眼眶取血，测定白细胞数、红细胞数、血红蛋白含量，并处死小鼠剥离一侧股骨，用3‰醋酸液冲洗出全股骨内骨髓有核细胞数，在血细胞计数板上计4个大方格的细胞数，所得数×2.5×10⁴，即为一根股骨中的骨髓有核细胞数，计算每组各指标的平均数（$\bar{x}$）和标准差（s），将所得数据以（$\bar{x}\pm s$）表示，用统计学方法检验其差异性。结果见表17-4（注：实验结果统计后应给予判断统计学上是否有显著性差异，并予以分析，下面每一实验均相同要求）。

表17-4　当归补血汤对环磷酰胺所致血虚小鼠造血功能的影响（$\bar{x}\pm s$）

组　别	剂量(g/kg)	动物数(n)	白细胞数(×10⁹/L)	红细胞数(×10¹²/L)	Hb(g/L)	骨髓有核细胞数
正常组						
模型组						
当归补血汤组						

2. 对失血性贫血模型的作用　取小鼠，雌雄各半，随机取10只小鼠作为正常对照，其余各鼠采用两次剪尾法放血：首次放血0.5 mL，24小时后再次放血0.3 mL。再过24小时鼠尾尖取血测定各鼠红细胞数（RBC）、血红蛋白量（Hb）。以RBC值在4.0～6.0×10¹²/L、Hb值在60～80 g/L作为贫血小鼠。将贫血小鼠随机分为当归补血汤组和模型组，当归补血汤组小鼠灌胃给予当归补血汤0.2 mL/10 g，其他各组小鼠同时灌胃给予等容积生理盐水，每日1次，连续给予5日。第六日各鼠剪尾取血，测定RBC数、网织红细胞数及Hb量，计算每组各指标的平均数（$\bar{x}$）和标准差（s），将所得数据以（$\bar{x}\pm s$）表示，用统计学方法检验其差异性。结果见表17-5。

表17-5　当归补血汤对失血性贫血小鼠血象的影响（$\bar{x}\pm s$）

组　别	剂量(g/kg)	动物数(n)	RBC数(10¹²/L)	网织红细胞(个%)	Hb(g/L)
正常组					
模型组					
当归补血汤组					

3. 对溶血性贫血模型的作用　取小鼠，雌雄各半，随机分为正常组、模型组、当归补血汤组，当归补血汤组小鼠灌胃给予当归补血汤0.2 mL/10 g，其他各组小鼠同时灌胃给予等容积的生理盐水，每日1次，连续10日。除正常组外，其余小鼠于第三、第六、第九日分别皮下注射乙酰苯肼（APH）0.15 g/kg、0.1 g/kg和0.05 g/kg。第十一日各鼠眼眶取血，测定血细胞比容值、RBC数、Hb量，计算每组各指标的平均数（$\bar{x}$）和标准差（s），将所得数据以（$\bar{x}\pm s$）表示，用统计学方法检验其差异性。结果填入表17-6。

表 17 - 6　当归补血汤对溶血性贫血小鼠 RBC、Hb、血细胞比容的影响($\bar{x}\pm s$)

组　别	剂量(g/kg)	动物数(n)	RBC 数($\times 10^{12}$/L)	Hb(g/L)	血细胞比容(%)
正常组					
模型组					
当归补血汤组					

【讨论及结论】　结合当归补血汤的组成、功效主治进行讨论,写出当归补血汤补气生血的现代医学机制,并结合实验结果下结论。

附　录

附录一　常用营养液的配制

成分及储备液浓度	生理盐水	任氏液 Ringer's sol.	任-洛氏液 Ringer-Lock's sol.	台任液 Tyrode's	克氏液 Kreb's	戴克隆液 De-Jalon's sol.
NaCl	9 g 153.99 mmol	6.5 g 111.21 mmol	9 g 153.99 mmol	8 g 136.88 mmol	6.5 g 118.06 mmol	9 g 153.99 mmol
KCl 0.1 g/mL		0.14 g 1.88 mmol 1.4 mL	0.42 g 5.63 mmol 4.2 mL	0.2 g 2.68 mmol 2.0 mL	0.35 g 4.69 mmol 3.0 mL	0.42 g 5.63 mmol 4.2 mL
$MgSO_4 \cdot 7H_2O$ 0.1 g/mL				0.26 g 0.96 mmol 2.6 mL	0.29 g 1.07 mmol 2.9 mL	
$NaH_2PO_4 \cdot 2H_2O$ 0.05 g/mL			0.006 5 g 0.042 mmol 0.13 mL	0.065 g 0.42 mmol 1.3 mL		
KH_2PO_4 0.1 g/mL					0.16 g 1.18 mmol 1.6 mL	
$NaHCO_3$		0.2 g 2.38 mmol	0.5 g 5.95 mmol	1 g 11.9 mmol	2.1 g 24.99 mmol	0.5 g 5.95 mmol
$CaCl_2$ 0.094 g/mL 1		0.12 g 2.16 mmol 1.08 mL	0.24 g 4.32 mmol 2.16 mL	0.20 g 3.60 mmol 1.8 mL	0.28 g 5.06 mmol 2.52 mL	0.06 g 1.08 mmol 0.54 mL
以上各成分加入后，再用蒸馏水加至 1 000 mL						
葡萄糖		2 g 11.1 mmol	1 g 5.5 mmol	1 g 5.5 mmol	2 g 11.1 mmol	0.5 g 2.77 mmol
通气		空气	O_2	O_2 或空气	95%O_2 + 5%CO_2	95%O_2 + 5%CO_2
用途	用于哺乳类小量静脉注射	用于蛙类器官组织	用于哺乳类心脏等	用于哺乳类肠肌	用于哺乳类及鸟类各种组织	用于大鼠子宫

注：①配制 $CaCl_2$ 溶液时，必须先将 $CaCl_2$ 单独溶解后，才能与其他配成的溶液相混合，否则会产生沉淀。②葡萄糖于临用前加入，以免细菌生长。③每种营养液下均列出每种成分在 1 000 mL 中所含的重量（g）毫摩尔（mmol）及相当规模于储备液的毫升（mL）数。

附录二 非挥发性麻醉药对动物的常用剂量

剂量单位：mg/kg 体重

药物常用度 (g/100 mL)	蛙	小鼠	大鼠	豚鼠	家兔	猫	犬	鸡	麻醉持续 时间与特点
戊巴比妥钠 (1～4)		40～50 (ip)	40～50 (ip)	40～50 (ip)	25～30 (iv) 30～40 (ip)	30～40 (ip)	25～30 (iv) 30～40 (ip)	40～50 (im)	2～4 小时。注射后作用迅速，中途补充 5 mg/kg 可再维持 1 小时。静注宜慢，注射过快可使呼吸抑制而死亡。最常用，肌肉松弛不够完全。雄鼠体内代谢快，麻醉时间比雌鼠短。
硫喷妥钠(2～4)			25(iv) 50～ 80(ip)		20～30 (iv)	30～50 (ip)	20～30 (iv)		30 分钟。用于手术动物，静注宜慢，以免呼吸抑制而死亡，连续用药有蓄积作用。
苯巴比妥钠(10)			100～ 110 (sc)		100～110 (ip、iv)	140～160 (ip)	90～120 (ip、iv)	200 (im)	8～12 小时。须经15～20分钟才进入麻醉，麻醉较稳定。
乌拉坦 (20～25)	200～500 (淋巴囊) 蟾蜍 1 000 (淋巴囊)	1 000～ 1 500 (ip)	1 000～ 1 500 (ip)	1 000～ 1 200(iv) 1 000～ 1 500(ip)	1 000～ 1 200(iv) 1 000～ 1 500(ip)	1 200～ 1 500(ip)	1 000(iv)		2～4 小时。对呼吸和神经反射影响小，但可降低血压。
氯醛糖			50～80 (ip)		50～80 (ip、iv)	50～80 (ip、im)	100(po) 60(iv)		5～6 小时。对血管及神经反射影响小，安全，肌肉松弛不够完全。
氯醛糖与乌拉坦混合液（氯醛糖 1 份，乌拉坦 7 份）			氯 60＋ 乌 420 (ip)		氯 60＋ 乌 420 (ip、iv)	氯 60＋ 乌 420 (ip)			5～6 小时。对血管及神经反射影响小。

注：戊巴比妥钠与氯醛糖溶液要新鲜配制，久置低温下易析出结晶，用时需稍加热。

117

附录三 常用动物生理常数

指标	小鼠	大鼠	豚鼠	家兔	猫	犬
适用体重(kg)	0.018~0.025	0.12~0.20	0.2~0.5	1.2~2.5	2~3	5~15
寿命(年)	1.5~2.0	2.0~3.5	6~8	4~9	8~10	10~15
性成熟年龄(月)	1.2~1.7	2~8	4~6	5~6	6~8	8~10
性周期(日)	4~5	4~5	15~18	刺激排卵	春、秋各1次	1~2月和6~8月
妊娠期(日)	18~21(19)	22~24(23)	62~68(66)	28~33(30)	52~60(56)	58~65
产仔数(只)	4~15(10)	8~15(10)	1~6(4)	4~10(7)	3~6	4~10
哺乳期(周)	3	3	3	4~6	4~6	4~6
平均体温(℃)	37.4	38.0	39.0	39.0	38.5	38.5
呼吸(次/分钟)	136~216	100~150	100~150	50~90	30~50	20~30
心律(次/分钟)	400~600	230~400	180~250	150~220	120~180	100~200
血压(kPa,mmHg)	12.7~16.7 (95~125)	13.3~16.0 (100~120)	10.0~12.0 (75~90)	10.0~14.0 (75~105)	10.0~17.3 (75~105)	9.3~16.7 (25~70)
血量(mL/100 g体重)	7.8	6.0	5.8	7.2	7.2	7.8
红细胞(个/L)(百万/mm³)	$(7.7~12.5)\times10^{12}$ (7.7~12.5)	$(7.2~9.6)\times10^{12}$ (7.2~9.6)	$(4.5~7.0)\times10^{12}$ (4.7~7.0)	$(4.5~7.0)\times10^{12}$ (4.5~7.0)	$(6.5~9.5)\times10^{12}$ (6.5~9.5)	$(4.5~7.0)\times10^{12}$ (4.5~7.0)
血红蛋白g/L(g%)	100~190 (10.0~19.0)	120~170 (12.0~17.5)	110~165 (11.0~16.5)	80~150 (8.0~15.0)	70~155 (7.0~15.5)	110~180 (11.0~18.0)
血小板/L(万/mm³)	$(60~110)\times10^{9}$ (60~110)	$(50~100)\times10^{9}$ (50~100)	$(68~87)\times10^{9}$ (68~87)	$(38~52)\times10^{9}$ (38~52)	$(10~50)\times10^{9}$ (10~15)	$(10~60)\times10^{9}$ (10~60)

（续表）

指标	小鼠	大鼠	豚鼠	家兔	猫	犬
白细胞总数（个/L） （千/mm³）	(6.0~10.0)×10⁹ (6.0~10.0)	(6.0~15.0)×10⁹ (6.0~15.0)	(8.0~12.0)×10⁹ (8.0~12.0)	(7.0~11.3)×10⁹ (7.0~11.3)	(14.0~18.0)×10⁹ (14.0~18.0)	(9.0~13.0)×10⁹ (9.0~13.0)
白细胞分类（%） 嗜中性	0.12~0.44(12~44)	0.09~0.34(9~34)	0.22~0.50(22~50)	0.26~0.52(26~52)	0.44~0.82(44~82)	0.62~0.80(62~80)
嗜酸性	0~0.05 (0~5)	0.01~0.06(1~6)	0.05~0.12(5~12)	0.01~0.04(1~4)	0.02~0.11(2~11)	0.02~0.24(2~24)
嗜碱性	0~0.01(0~1)	0~0.015(0~1.5)	0~0.02(0~2)	0.01~0.03(1~3)	0.0~0.005(0~0.5)	0~0.02(0~2)
淋巴	0.54~0.85(54~85)	0.65~0.84(65~84)	0.36~0.64(36~64)	0.30~0.82(30~82)	0.15~0.44(15~44)	0.10~0.28(10~28)
大单核	0~0.15(0~15)	0~0.05(0~5)	0.03~0.13(3~13)	0.01~0.04(1~4)	0.005~0.007(0.5~0.7)	0.03~0.09(3~9)

注：血压、红细胞、血红蛋白、血小板、白细胞总数和分类，它们的括号外数字为法定单位，括号内数字为旧制单位。

附录四　t 值表与 χ^2 值表

t 值表

自由度 (n')	几率(P)			自由度 (n')	几率(P)		
	0.05	0.01	0.001		0.05	0.01	0.001
1	12.706	63.657	636.619	18	2.101	2.878	3.922
2	4.303	9.925	31.598	19	2.093	2.861	3.883
3	3.182	5.841	12.924	20	2.086	2.845	3.850
4	2.776	4.604	8.610	21	2.080	2.831	3.819
5	2.571	4.032	6.869	22	2.074	2.819	3.792
6	2.447	3.707	5.959	23	2.069	2.807	3.767
7	2.365	3.499	5.408	24	2.064	2.797	3.745
8	2.306	3.355	5.041	25	2.060	2.787	3.725
9	2.262	3.250	4.781	26	2.056	2.779	3.707
10	2.228	3.169	4.587	27	2.052	2.771	3.690
11	2.201	3.106	4.437	28	2.048	2.763	3.674
12	2.179	3.055	4.318	29	2.045	2.756	3.659
13	2.160	3.012	4.221	30	2.042	2.750	3.646
14	2.145	2.977	4.140	40	2.021	2.704	3.551
15	2.131	2.947	4.073	60	2.000	2.660	3.460
16	2.120	2.921	4.015	120	1.980	2.617	3.373
17	2.110	2.898	3.965	∞	1.960	2.576	3.291

χ^2 值表

自由度 (n')	几率(P)			自由度 (n')	几率(P)		
	0.05	0.01	0.001		0.05	0.01	0.001
1	3.841	6.635	10.828	11	19.675	24.725	31.264
2	5.991	9.210	13.816	12	21.026	26.217	32.909
3	7.815	11.345	16.266	13	22.362	27.688	34.528
4	9.488	13.277	18.467	14	33.685	29.141	36.123
5	11.070	15.088	20.515	15	24.996	30.578	37.697
6	12.592	16.812	22.458	16	26.296	32.000	39.252
7	14.067	18.475	24.322	17	27.587	33.409	40.790
8	15.507	20.090	26.125	18	28.869	34.805	42.312
9	16.919	21.666	27.877	19	30.144	36.191	43.820
10	18.307	23.209	29.588	20	31.410	37.566	45.315

（续表）

自由度 (n')	几率(P)			自由度 (n')	几率(P)		
	0.05	0.01	0.001		0.05	0.01	0.001
21	32.671	38.932	46.797	26	38.885	45.642	54.052
22	33.924	40.289	48.268	27	40.113	46.963	55.476
23	35.175	41.638	49.728	28	41.337	48.278	56.893
24	36.415	42.980	51.179	29	42.557	49.588	58.301
25	37.652	44.314	52.618	30	43.773	50.892	59.703

附录五　药理学实验常用仪器及使用

（一）SW-200光热尾痛测试仪

1. 实验原理

（1）经典试验原理描述：用小型聚光灯产生一定强度光束，照射大鼠或小鼠的尾巴来致痛。大、小鼠以甩尾潜伏期为痛反应指标。

（2）仪器工作原理：光热尾痛仪采用一只60 W的医用卤钨灯作为热辐射源。其温度能从室温升至180℃。仪器内部的微处理器以0.01秒的精度计时。实验时动物的尾巴置于热源上，同时也遮挡住了鼠尾探测传感器，仪器确认准备就绪。当热刺激达到动物痛阈时，动物会本能的将尾巴从热源上甩开，同时也离开了鼠尾探测传感器，系统停止计时，此时记录的时间就是潜伏期。

2. SW-200光热尾痛测试仪的介绍
光热尾痛仪为神经系统药物实验法——镇痛药物实验法的改良试验设备。主要用于测量镇痛药物对大、小鼠痛阈的影响，从而对药效做出评价。本法适于筛选麻醉性镇痛药。

图附-1　SW-200光热尾痛测试仪

（二）RB-200智能热板仪

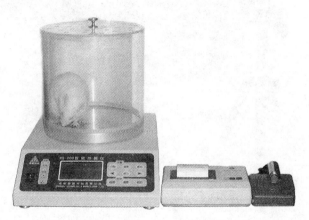

图附-2　RB-200智能热板仪

1. **实验原理** 对实验动物施加定量的热刺激来使其引起痛反应,通过比较动物用药前后对定量热刺激的痛反应来较客观的评价药效。由于痛反应表现形式多样,所以我们应保证刺激部位明显、刺激强度定量、有和预期的痛感觉产生相对应的潜伏期、反应优先发生于伤害性刺激、在痛觉感受范围内,可根据刺激强度大小对反应按一定比率分级。因此实验时应将温度设定在许可的范围内,应保证用药前后的实验温度一致,通过比较用药前后的潜伏期的长短来得出实验结果。

2. **RB-200智能热板仪的介绍** 本设备采用数字温度传感器进行温度检测,利用微电脑技术进行精确控温,为观察到明显的实验现象和得到准确的实验数据提供了有力保障。采用了液晶显示技术;提供轻触式按钮、脚踏开关和手控开关等多种控制方式;提供外置式热敏打印机,实验数据现场打印;提供RS-232数据接口,可以与PC机通信连接,传送实验数据,分析数据,打印实验报告。

(三) PV-200脚趾容积测试仪

1. **实验原理**

(1)经典试验原理描述:将鼠足浸入测量液中,通过压力换能器和放大装置,将鼠足容积显示在微安表上。

(2)仪器工作原理:脚趾容积仪器采用排水法间接测得鼠足趾的体积。当被测体浸入装在测量杯的水中,测量杯的液面会上升,液体对杯底的压力便发生变化。采用高精度传感器及处理电路,可获得这个微小的变化量。再通过微处理器转化计算即可得到实际被测体的体积。

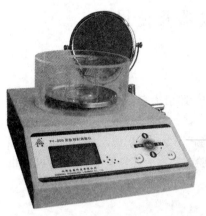

图附-3 PV-200脚趾容积测试仪

2. **PV-200脚趾容积测试仪的介绍** 足趾容积仪为神经系统药物实验法——解热、抗炎药物实验法的改良试验设备。该仪器通过测量鼠类足趾致炎肿胀后的消肿过程中体积改变来评价药物疗效,可用于解热抗炎类药物的研究以及药物产生致炎副作用的检测。亦可作测量离体器官体积使用。

(四) TS-200悬尾测试仪

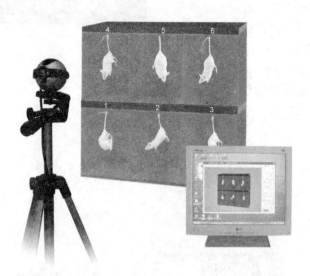

图附-4 TS-200悬尾测试仪

1. **实验原理**　测试小鼠被悬挂以后的"行为绝望"时间,与药物组和空白组比较,依据"行为绝望"所占整个实验过程时间百分比的差距判断药效。

2. **TS-200悬尾测试仪的介绍**　TS-200悬尾测试仪采用计算机视觉相关算法测量动物在尾部被悬挂后挣扎的强度和时间,悬尾测试仪主要用于抗抑郁、镇静以及止痛类药物的研究。提供的数据通讯接口连接至PC机,配合专用测试软件对实验过程进行分析并可打印实验报告。

(五) ZZ-6小鼠自主活动测试仪

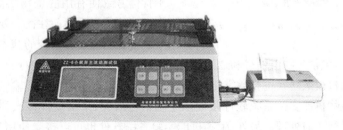

图附-5　ZZ-6小鼠自主活动测试仪

1. **实验原理**　利用双盲、对照和随机的原则,在ZZ-6的反应箱中,通过借助红外阵列控测点实现电计数的功能,以此来测量一定时间内动物的活动,从而完成对小鼠自主活动的研究。

2. **ZZ-6小鼠自主活动实验仪的介绍**　ZZ-6小鼠自主活动实验仪由可分离反应箱和微电脑控制器组成,可同时对6只小鼠进行自主测试实验。可分离反应箱由六个等价的隔离室组成。此反应箱主要用于是给小鼠提供活动空间和检测小鼠的活动。在每一个隔离室的前后布有红外阵列控制观测点,用以捕捉小鼠的活动。

微电脑控制部分由液晶显示区和键盘操作区给成。液晶显示区用以时时显示跟踪实验数据,而软键盘操作区供用户进行功能选择。例如测量、停止、打印等等。

(六) ZB-200疲劳转棒仪

1. **实验原理**　将动物放于转轴上,然后启动仪器使转轴做加速运动,当转速到达一恒定值后做恒速转动,动物为避免掉下将随转轴转动而在轴上爬行。当动物失去平衡或者体力不支时将从转轴上掉下,此时将触发光电探测器对该通道停止计时,记录的时间就是该动物的在棒时间。在转速相同的情况下,可以通过比较动物用药前后的在棒时间客观地评价药效。

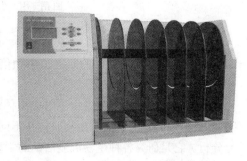

图附-6　ZB-200疲劳转棒仪

2. **ZB-200疲劳转棒仪的介绍**　本设备采用直流电机加高精度反馈系统构成,利用微电脑技术进行精确控制,具有震动小、速度控制精确、提速时间短、通道数多、探测灵敏度高等特点。为观察到明显的实验现象和得到准确的实验数据提供了有力保障。本设备采用了液晶显示技术,显示内容更丰富灵活,多种参数同时显示而无需切换;提供外置式热敏打印机,实验数据现场打印;提供RS-232数据接口,可以与PC机通信连接,传送实验数据,分析数据,打印实验报告。可完成疲劳实验,骨骼肌松弛实验,中枢神经抑制实验。

(七) BL-420生物功能实验系统

1. **实验原理**　由于生物信号种类繁多,信号的强弱不一(有些生物电信号非常微弱,比如兔减

123

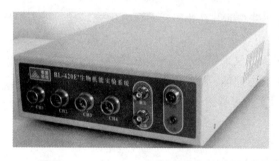

图附-7　BL-420 生物功能实验系统

压神经放电，其信号强度为微伏级，如果不进行信号的前置放大，根本无法观察），频率混叠（由于在生物信号中夹杂有众多声、光、电等干扰信号，比如电网的 50 Hz 信号，这些干扰信号的幅度往往比生物电信号本身的强度还要大，如果不将这些干扰信号滤除掉，那么可能会因为过大的干扰信号致使有用的生物功能信号本身无法观察），因此信号采集前往往需要放大和滤波处理。

　　生物功能实验系统的基本原理是：首先将原始的生物功能信号，包括生物电信号和通过传感器引入的生物非电信号进行放大、滤波等处理，然后对处理的信号通过模数转换进行数字化并将数字化后的生物功能信号传输到计算机内部，计算机则通过专用的生物机能实验系统软件接收从生物信号放大、采集硬件传入的数字信号，然后对这些收到的信号进行实时处理。另外，生物机能实验系统软件也可以接受使用者的指令向实验动物发出刺激信号。

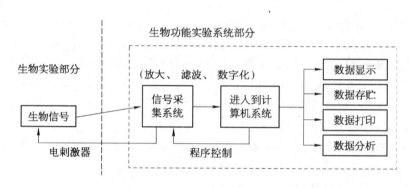

图附-8　生物功能实验系统原理图

　　2. BL-420 生物功能实验系统介绍　BL-420 生物功能实验系统是成都泰盟科技有限公司研制生产的以计算机为基础的四通道生物信号采集与处理系统，包括 BL-420A、BL-420S、BL-420F 三种型号的产品。

　　该系统主要用于观察生物体内或离体器官中探测到的生物电信号以及张力、压力、呼吸等生物非电信号的波形，从而对生物肌体在不同的生理或药理实验条件下所发生的机能变化加以记录与分析。它是研究各种生物机能活动的主要设备和手段之一。它可用于动物的生理、药理和病生等实验，并可完成实验数据的分析及打印工作。

　　BL-420 生物机能实验系统完全替代了传统的生理实验设备，包括：生物电前置放大器、示波器、二/四道生理记录仪、刺激器、监听器等。而且记录信号的频响和强度范围的进一步提高，具有数据记录和分析功能等等。

（八）BP-600A 无创血压测量系统

　　1. 实验原理　BP-600A 无创血压测量系统采用尾袖法原理进行大/小鼠血压测量，测量原理与人体手臂血压测量方法相似。

　　本仪器将充气环套住鼠尾，然后增大充气环内的压力，当压力达到一定程度之后，鼠尾血压被阻断，以不能记录鼠尾脉搏波为准；此时，开始减小充气环的压力直至鼠尾脉搏波重新出现(即内外压相等时刻),此时的压力为收缩压;继续减压,直至脉搏波逐渐增至最大,得到舒张压。

同时利用高灵敏度的光电探头来探测由于大鼠尾部血液流动而产生的光线强度变化,将其转换成相应的电信号,得到大鼠尾部的脉搏波并显示在计算机上。

2. BP-600A 无创血压测量系统介绍　　BP-600A 系统用于慢性实验中动物动脉血压的观测,动物不需麻醉、无创伤、使用方便,适用的动物包括大、小白鼠。BP-600A 全自动无创血压测量系统建立在 8 通道生物机能实验系统基础之上,每次最多可同时自动测量 6 只不同动物的血压,该系统包括以下全套配置:通用八道生物功能实验系统,光电鼠尾脉搏探测器,自动充、放气装置,恒温加热装置,鼠笼,专用分析软件等。

(九) BI-2000 微循环图像分析系统

1. 实验原理　　借助显微镜对活体动物的肠系膜、耳郭或球结膜部位进行活体微循环观察,了解微血管构形、微灌流量、微血管管径、血流速度、状态等动态改变。

在活体观察中,许多标本即可用于观察局部给药时药物的直接作用,也可以观察全身用药对整体微循环的影响。

2. BI-2000 微循环图像分析系统的介绍　　BI-2000 医学图像分析系统包括微循环图像和生理参数集成观测,动态图像分析,数字录像和分析,迷宫自动跟踪分析,免疫组化和体积测算,离子通道图像分析,静态图像处理和分析,凝胶电泳图像分析等。

产品结合了生物显微镜技术,可清晰观察兔、大鼠、蛙等肠系膜微循环,在手术灯照明条件下,可观察小鼠耳郭、甲襞微循环,清晰程度优于国内同类体视显微镜观察效果。采用生物显微镜成像的另外一个好处是,可以用于组织切片等成像和分析,如免疫组化分析、细胞计数、面积长度等测量等应用。

(十) GL-2 离体心脏灌流装置

1. 实验原理　　离体心脏灌流是将动物的心脏从其体内摘出后置于保温罐中的心脏悬挂机构上,根据不同的实验目的和不同种属动物的特点,用恒温的含有卡波金的特定生理代用液,在恒定的灌注速度或者灌注压力下对离体心脏进行灌流,建立与动物机体内环境基本相似的人工环境,以确保心脏维持在正常的节律性活动状态。在此基础上,通过特定的检测手段观察和记录其生理活动、病理变化,以及各种药物与试剂等因素对其生理、生化和形态变化的影响。

2. GL-2 离体心脏灌流装置的介绍　　该装置分为 A 型和 B 型两种型号。A 型为标准型,具一道 Langendorff 灌流支路和一道工作心脏灌流支路,B 型为双道 Langendorff 灌流式,可同时做两路 Langendorff 灌流实验。采用精密蠕动泵,提供药波溢流和回收,能够进行精确恒压或恒流灌注。完善的预热系统和充氧通路能够保证恒温环境和灌流液氧饱和状态,从而有效保持离体心脏的生理活性,使实验顺利进行。可测定心输出量、冠脉流量、左室内压、心率、心电及心肌收缩性能等相关指标,观察药物对哺乳类动物离体心脏活动的影响,研究心肌缺血、缺氧病理损伤机制等。

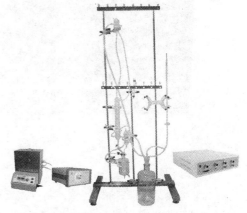

图附-9　GL-2 离体心脏
灌流装置实物图

（十一）BA-200 小鼠避暗自动测试仪

1. **实验原理** 根据测量动物学习、记忆方法的基础是条件反射这一理论，设计制作避暗实验系统，本系统利用鼠类喜暗的特点，分别在明室和暗室加心光刺激与电刺激，从而完成对他们反应时间的测量，再根据它们的反应时间来衡量这些过程中小鼠大脑的编码形式、贮存量、保持时间等等重要数据。

2. **BA-200 小鼠避暗自动测试仪介绍** BA-200 小鼠避暗自动测试仪是成都泰盟科技有限公司开发的药理实验仪，此实验仪用于测试小鼠对外界刺激的学习记忆能力，以完成对小鼠的学习和记忆能力的研究工作。BA-200 小鼠避暗自动测试仪由测试仪控制器（如图附-10）和实验活动箱（如图附-11）两大部分组成。

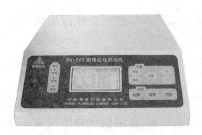

图附-10 BA-200 小鼠避暗自动
测试仪控制器实物图

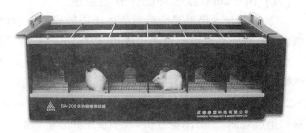

图附-11 BA-200 小鼠活动箱

实验活动箱由 6 组等价的隔离室组成。每一个隔离室分明室和暗室两部分，在明室内有高亮发光二极管给予光刺激，而暗室由热释检测模块和电刺激组成。这两部分协调作用完成对小鼠记忆的检测。

测试仪控制器微电脑控制部分由液晶显示区和键盘操作区构成。液晶显示区用以时时显示跟踪实验数据，而软键盘操作区供用户进行功能选择。例如测量，停止，打印等等。

（十二）DT-200 小鼠跳台测试仪

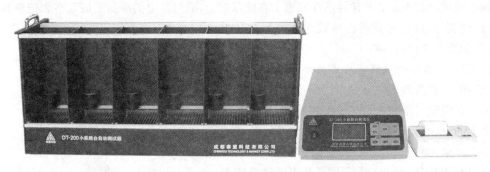

图附-12 DT-200 小鼠跳台测试仪

1. **实验原理**

（1）经典试验原理描述：将动物放入反应箱内，刺激电压以 36 V 交流电。动物受到电击，其正常反应是跳回平台以躲避伤害性刺激。多数动物可能再次或多次跳至电极上，受到电击后又迅速跳回平台。如此训练 5 分钟，并记录老鼠受到的电击次数，以此作为学习成绩。24 小时后重作测验，此即记忆保持测验。

（2）仪器工作原理：小鼠跳台仪分为控制器和反应箱两部分。反应箱底部有电极,可对小鼠进行电刺激。反应箱共分 6 个室,可同时对 6 只小鼠进行试验。每个室都有一个不带电刺激的安全平台,平台内安装有反射式红外传感器,可探测小鼠是否在平台上。

对反应箱提供电刺激和采集红外传感器数据的任务由控制器完成。控制器内部的电压模块可控制刺激电压的强度。控制器内的微处理器负责采集红外传感器数据,并分析处理,得出试验结果。

2. DT-200 小鼠跳台测试仪的介绍　DT-200 小鼠跳台测试仪是由控制器和反应箱两部分组成,可同时对 6 只小鼠进行实验。

小鼠跳台仪为神经系统药物实验法——行为药理实验法的改良试验设备。主要用于研究动物学习、记忆的实验。从而进一步研究脑内记忆过程。对于研究药物对记忆的影响有很高的应用价值。

（十三）工作和参考记忆类实验仪器介绍

目前主要有三类工作和参考记忆的仪器,即 Morris 水迷宫,八臂迷宫和 T 迷宫。工作记忆（working memory）侧重实验指定的路径,参考记忆（reference memory）侧重空间定向和定位。Morris 水迷宫侧重参考记忆测试,T 迷宫则侧重工作记忆测试。

Morris 水迷宫

1. 实验原理　Morris 水迷宫根据大鼠自然游泳的特性,被广泛用于记忆测试。实验动物放置泳池内,泳池的水用牛奶或油漆染成不透明,动物根据房间内固定的线索找到隐藏在水面下的逃逸平台。参考记忆的缺损量化指标可以通过动物入水到上平台的潜伏期时间提高得到,也可以通过记忆保持测试,测量动物在移去逃逸平台后在平台区域内停留和游动的时间来表示。

用 Morris 水迷宫测定动物立体空间学习记忆能力的方法是目前国际上广泛采用的先进技术,测定指标客观,实验重复性强,由计算机全自动跟踪和监控,使用方便,可将实验结果重放,用于保健品和药物对学习记忆功能测定是一种非常好的方法。

2. WMT-100 Morris 水迷宫视频跟踪分析系统的介绍　WMT-100 Morris 水迷宫视频跟踪分析系统是针对医学院校开展药理学记忆研究的经典实验而研制的产品,本系统采用彩色视频监控和图像处理算法,全自动实时跟踪大、小鼠运动轨迹,可以自动得出潜伏期、4 个象限和内中外环经过的路径和时间,6 个时段有效率、朝向角、平均运动速度、经过平台次数、平台区域停留时间等参数,并自动按项目分组记录实验结果。

八臂迷宫（Radial Maze）

1. 八臂迷宫原理

八臂迷宫广泛应用于测试动物空间探索工作记忆和参考记忆实验。该实验方法基于受试动物耗费最小的努力完成寻找各臂上的食物为前提,记录潜伏期、参考错误（RME）和存取错误（WME）。实验时,记录动物在中央隔离区到有放置食物臂的记忆能力,比如第一、第二、第四、第七号臂放置有食物（食物放置在臂端头的食物槽内不可见）,动物能够全部吃完这四臂所需的时间为潜伏期,参考错误次数（reference error）指跑到无食物臂的次数,存取错误次数（work error）指多次跑到已经吃过的食物臂上。八臂迷宫的探测方式目前大多采用光电探测法,很多采用摄像跟踪技术（video tracking）。

2. RMT-100 八臂迷宫跟踪分析系统的介绍　RMT-100 八臂迷宫分析测试系统是成都泰盟公司参考国外同类仪器的规格特点自主研发的实验系统,系统包括 RB-200 八臂迷宫测试仪和分析测试软件两个部分,采用红外探测的方式跟踪大、小鼠的进臂和觅食行为,适用于对大、小鼠记忆行为的研究。

(十四) 抗焦虑类实验仪器介绍

高架十字迷宫(elevated plus maze)

1. 实验原理 大鼠有探究习性,放入迷宫后会主动探究开臂,但又惧怕开臂中高悬敞开的环境。抗焦虑药物增加开臂探究活动,致焦虑药物则相反。

2. PMT-100高架十字迷宫分析系统的介绍 PMT-100高架十字迷宫跟踪系统,具备小鼠和大鼠实验平台。采用先进的计算机图像处理分析算法,可以全自动探测动物在开、闭臂的活动时间,进出次数。是医学院校、科研机构研究实验动物抗焦虑/致焦虑药物药理的重要实验手段。